Inhaltsverzeichnis

VORWORT 1

EINSAMKEIT VERSUS ALLEINSEIN 4

DIE PHASEN DER EINSAMKEIT 8
Die Qualität der Beziehungen ist entscheidend 9

URSACHEN UND FOLGEN VON EINSAMKEIT 11

WOHER KOMMT DIE EINSAMKEIT? 14
Die aktuelle Lebenssituation 14
Spontane Stimmung 17
Digitalisierung 20
Ausgrenzung 24
Charakter 27
Mangelndes Selbstbewusstsein 31
Falscher Umgang mit Gefühlen und Emotionen 34
Defizite im Sozialverhalten 36
EIN GEFÜHL MIT WEITREICHENDEN FOLGEN 38
Depressionen 45
Erkrankungen des Herz-Kreislauf-Systems 50
Suchtverhalten (Alkohol, Drogen, Anorexie, etc.) 54

BEKÄMPFEN SIE IHREN GEGNER 60

TIPP 1: SIE SELBST SIND IHR BESTER FREUND - SELBSTLIEBE ERLERNEN . 60
TIPP 2: DIE RICHTIGEN MENSCHEN FÜR DEN PASSENDEN ANLASS 68
TIPP 3: BESCHÄFTIGEN SIE SICH MIT SICH SELBST- IHRE QUALITY TIME 77
TIPP 4: ÜBERWINDEN SIE DIE TRAUER 82
TIPP 5: LERNEN SIE ALLEIN ZU SEIN 89

DIE GESELLSCHAFT, DIE EINSAMKEIT UND ICH 91

EINSAMKEIT - POLITIKER WERDEN WACH 91
INTEGRATION ANSTATT AUSGRENZUNG 93

INTERVIEW MIT MANFRED SPITZER 97

SCHLUSSWORT 101

FACHBEGRIFFE IM ÜBERBLICK...104

EMPFEHLUNGEN..110

HAFTUNGSAUSSCHLUSS..111

IMPRESSUM 112

„Um die Einsamkeit ist's eine schöne Sache, wenn man mit sich selbst in Frieden lebt und was Bestimmtes zu tun hat."

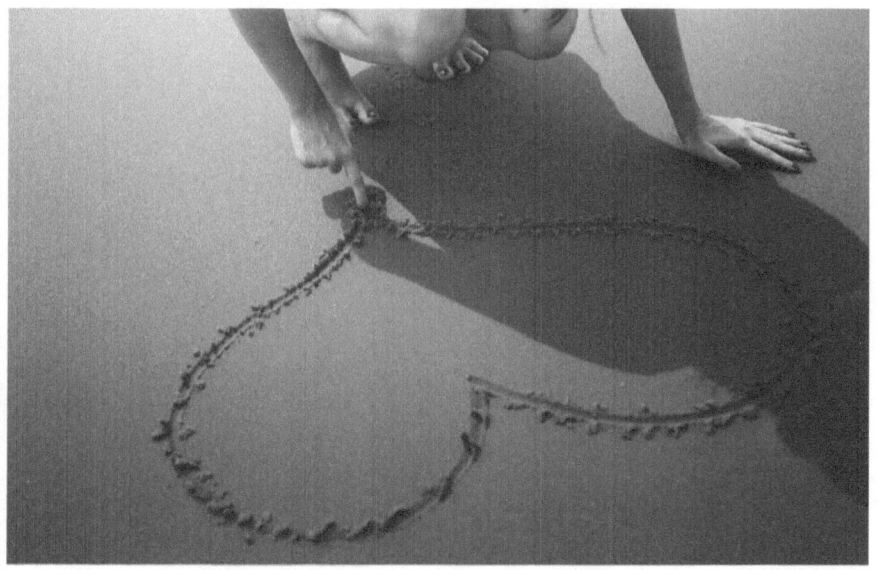

Johann Wolfgang von Goethe

VORWORT

Bedeutet Einsamkeit alleine zu sein? Heißt es, keinen Kontakt zu anderen zu haben? Fühlen sich Menschen einsam, die nur wenige Freunde haben? Fakt ist, dass der Begriff der Einsamkeit noch viel mehr beschreibt. Menschen können durchaus alleine sein ohne Einsamkeit zu verspüren. Anders herum können sich Menschen in einer großen Masse einsam fühlen. Das bedeutet, dass es sich um ein subjektives Empfinden eines jeden einzelnen handelt.

„Einsamkeit bezeichnet die negative Empfindung, von anderen Menschen getrennt zu sein, wobei dieses subjektive Gefühl nicht zwangsläufig mit physischem Alleinsein und tatsächlicher sozialer Isolation zusammenhängen muss."

Verwendete Literatur

Stangl, W. (2019). Stichwort: 'Einsamkeit'. Online Lexikon für Psychologie und Pädagogik.

https://lexikon.stangl.eu/17319/einsamkeit/ (2019-06-07)

Es steckt also vielmehr dahinter als es auf den ersten Blick scheint, denn die soziale Isolation - egal, ob fiktiv oder real - kann zu starken Depressionen sowie körperlichen Krankheitserscheinungen führen. Menschen sind von Grund auf gesellige Lebewesen, denn die Gruppengemeinschaft hält vielerlei Vorteile bereit. Sicherheit, gegenseitige Pflege in Krankheit, besseres Nahrungsangebot sowie die Ideenvielfalt sind nur einige der Aspekte, die den Menschen durch die Gruppenaktivität zu dem gemacht haben, was er heute ist. In der heutigen Welt, die wir uns im Laufe der Zeit selbst geschaffen haben, steigen die Risikofaktoren für Einsamkeit immer mehr an. Zwar sollte man meinen, dass moderne Kommunikationstechnologien immer mehr Möglichkeiten zur

Interaktion mit anderen Menschen geschaffen haben, in der Realität ist aber das Gegenteil der Fall. Das Ausgehen ist nicht mehr nötig, wodurch viele Menschen immer mehr in den eigenen vier Wänden sitzen. Berücksichtigt man dann auch noch den Trend hin zum Alleine-Leben, ist es kein Wunder, dass sich im Schnitt jeder fünfte Deutsche einsam fühlt. Besonders die Gruppe der Mittedreißiger fühlt sich zunehmend allein gelassen. Doch das Problem beginnt schon früher: Etwa 4,2 Prozent der 11 bis 17-Jährigen geben in einer Studie der SPLENDID RESEARCH an, immer mehr zu Vereinsamen. (Quelle: https://www.tagesspiegel.de/politik/millionen-deutsche-betroffen-das-wachsende-leiden-einsamkeit/24409434.html)

Um der steigenden Einsamkeit entgegen zu wirken, müssen mehrere Gruppen zusammenarbeiten. Zum einen kann jeder einzelne dafür sorgen, sich angenommen zu fühlen und sich einer Clique hinzugehörig zu fühlen. Auf der anderen Seite muss die Regierung dafür sorgen, Hilfsprogramme zu fördern. So heißt es auf der 118. Seite des Koalitionsvertrages: „Angesichts einer zunehmend individualisierten, mobilen und digitalen Gesellschaft werden wir Strategien und Konzepte entwickeln, die Einsamkeit in allen Altersgruppen vorbeugen und Vereinsamung bekämpfen". Mehrfamilienhäuser, Freizeitangebote sowie Maßnahmen zur Dorfentwicklung sind einige Beispiele für die eher halbherzigen Versuche diesen Punkt des Koalitionsvertrages zu erfüllen. Im Vergleich zu anderen Ländern hinkt die deutsche Bundesregierung deutlich hinterher. Großbritannien beispielsweise richtete ein spezielles Einsamkeitsministerium ein, das sich der ausführlichen Studie sowie der Einführung entsprechender Hilfsangebote für Betroffene widmet.

Doch der wichtigste Punkt im Kampf gegen die Einsamkeit ist sicherlich das Bewusstsein der Bevölkerung für dieses Problem zu fördern. Noch immer sind psychische Erkrankungen in vielen Gegenden beziehungsweise Bevölkerungsgruppen ein Thema, über das nicht gesprochen wird. Doch wieso eigentlich? Haben wir Angst zugeben zu müssen, dass auch wir ab und zu einsam sind? Möchten wir nicht als Außenseiter dastehen? Fürchten wir uns als „krank" bezeichnet zu werden? In diesem Buch sollen Sie auf genau diese Fragen und noch viele mehr eine Antwort erhalten. Denn Sie sind nicht alleine!

Einsame Personen geordnet nach Altersgruppe (Darstellung in Prozent)

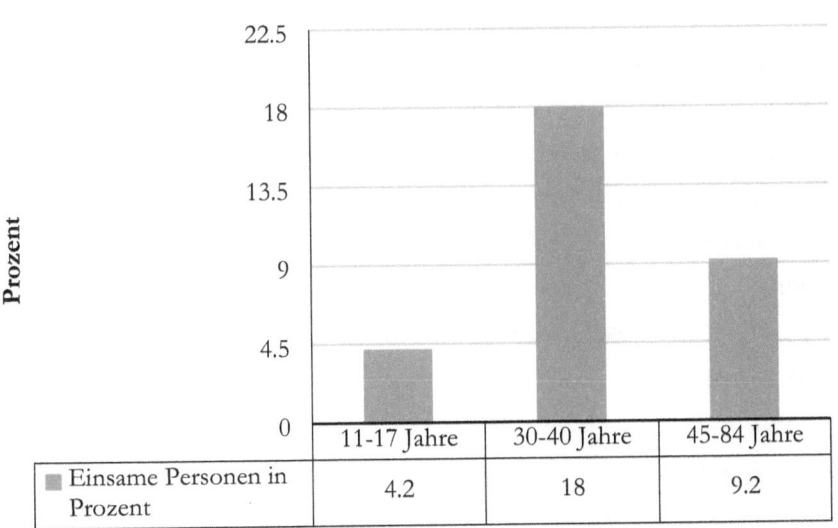

	11-17 Jahre	30-40 Jahre	45-84 Jahre
▮ Einsame Personen in Prozent	4.2	18	9.2

EINSAMKEIT VERSUS ALLEINSEIN

Rund 16,8 Millionen Singles leben in Deutschland (Quelle: https://www.parship.de/presse/pressemeldungen/2018/deutschlands-single-studie-single-gesellschaft-168-millionen-alleinstehende-leben-in-deutschland/) wobei es sich die Mehrheit dieser Bevölkerungsgruppe in einer kleinen Wohnung gemütlich gemacht hat. Längst vorbei sind die Zeiten, in denen alleinstehende Männer und Frauen wieder in das Elternhaus zurückkehren oder sich eine WG suchen. Kein Wunder also, dass es auch immer mehr Menschen gibt, die sich alleingelassen fühlen. Im Allgemeinen kann beobachtet werden, dass sich ein Wandel hin zum Individuum und weniger zur Gesellschaft erkennen lässt. Das bedeutet, dass jeder einzelne sich selbst verwirklichen will, seine eigenen Bedürfnisse stillen möchte und dies auch mit aller Kraft durchsetzt. Ein Fakt, der viele gute Seiten vorweisen kann, denn nur wer mit sich selbst im Reinen ist, kann ein glückliches Leben führen. Bei dieser Selbstverwirklichung geht es also darum, seine eigenen Hobbys, Interessen sowie die persönlichen Ziele in die Realität umsetzen zu können. Die eigenen Fähigkeiten werden ausgeschöpft beziehungsweise noch weiter ausgebaut. Ein wichtiger Grundstein ist das auf jeden Fall, um ein zufriedenes Leben führen zu können. Auf der anderen Seite kann es auch schnell in Egoismus umschwanken und damit zur sozialen Isolierung beitragen. Und genau hier wären wir schon bei der Frage angekommen:

„Wo zieht sich die Grenze zwischen dem Alleinsein und der Einsamkeit?"

Das Alleinsein ist für die meisten Menschen eine wahre Wohltat in der heute so hektischen und lauten Welt. Es hilft Ihnen wieder neue Kraft schöpfen zu können und zu sich selbst zu finden. Ob es nun ein interessantes Buch ist, ein Spaziergang im Wald, das Entspannen auf dem Sofa oder das Sitzen im Garten - Es gibt viele verschiedene Art und Weisen, um sich alleine so richtig wohl zu fühlen. Alleinsein kann also durchaus genossen werden. Nachfolgend sollen Ihnen einige Vorteile der räumlichen Isolation über einen gewissen Zeitraum hinweg dargestellt werden:

1. **Sie sorgen für sich selbst und können sich einfach mal in Ruhe auf sich konzentrieren!** Lackieren Sie sich in Ruhe die Nägel, nehmen Sie ein entspannendes Bad oder setzen Sie sich in den Garten - Was auch immer Ihnen und Ihrer Seele guttut, ist erlaubt. Sie müssen sich um niemand anderen kümmern.

2. **Sie können reflektieren!** Es ist nicht immer einfach, aber hin und wieder sollten wir unser eigenes Handeln überdenken. Wo stehen Sie derzeit im Leben? Was möchten Sie noch erreichen? Was kommt derzeit eventuell zu kurz? Frei von Ablenkungen können Sie sich darüber klar werden, ob Ihr derzeitiges Handeln zielführend ist.

3. **Lernen Sie Ihre Emotionen besser kennen!** Die eigene Gefühlswelt kann im schnellen, hektischen Alltag zu einem Buch mit sieben Siegeln werden. Emotionen werden nämlich häufig beiseitegeschoben, um wieder volle Leistung erbringen zu können. Ein Zustand, der auf Dauer krank macht, denn die Seele eines jeden Einzelnen benötigt Zeit, um mit dem Erlebten klarzukommen und es verarbeiten zu können.

4. **Sie werden produktiver!** Egal, ob Sie einen körperlich oder geistig anstrengenden Beruf haben, Sie müssen sich selbst eine Pause gönnen. Nur, wer lernt, sich zu entspannen, kann

neue Kraft tanken, um danach wieder Höchstleistung zu erbringen.

5. **Sie gewinnen an Selbstbewusstsein!** Selbstbewusstsein sowie Selbstwertgefühl hängen stark zusammen. Achten Sie auf sich selbst und stellen Sie sich selbst einmal in den Vordergrund, erhalten Sie automatisch ein besseres Selbstwertgefühl. Jeder Mensch - egal, ob männlich oder weiblich - ist wichtig und darf sich selbst niemals vergessen. Es ist bewiesen, dass selbstbewusste Menschen deutlich mehr Erfolg sowohl im privaten als auch im beruflichen Leben haben. Nicht zuletzt ist das auf die veränderte Körperhaltung und die selbstbewusste Ausstrahlung zurückzuführen.

Wir können also festhalten, dass das Alleinsein hin und wieder einige Vorteile mit sich bringt, die für das soziale Leben und die psychische Gesundheit sehr wichtig sind. Auf der anderen Seite, kann die dauerhafte Abgeschiedenheit von anderen Menschen auch zu Nachteilen führen:

1. **Das Leben spielt sich nur im Kopf ab!** Dauerhaftes Alleinsein kann durchaus zu depressivem Verhalten führen, denn Sie verwenden viel Zeit damit über vergangene, schlechte Geschehnisse nachzudenken.

2. **Sie werden zum Exzentriker bzw. zum Egoist!** Während der Exzentriker eine von der Norm abweichende Lebensauffassung sowie Lebensgestaltung befürwortet, kümmert sich der Egoist ausschließlich um die eigenen Ziele. Egoismus lässt sich durchaus antrainieren und kann bis zu einem gewissen Punkt auch sehr gesund sein. Schwierig wird es, wenn Sie verlernt haben, auf andere zu achten.

3. **Sie verlernen zu kommunizieren!** Das dauerhafte Alleinsein bringt mit sich, dass Sie keinen Gesprächspartner parat haben. Menschen sind von Grund auf soziale Lebewesen, die durch das Sprechen mit anderen Personen verschiedene Erlebnisse verarbeiten. Fehlt dies, kann es zu einem Gefühl der Einsamkeit führen. Zudem fällt es Ihnen nach einer langen Zeit des Alleinseins wahrscheinlich sehr schwer wieder mit anderen sprechen und die Emotionen anderer einschätzen zu können.

Unter Alleinsein wird also vor allem die räumliche Trennung von anderen Personen verstanden. Sie können eine Weile allein an einem Ort bleiben ohne sich dabei einsam zu fühlen, denn Einsamkeit beschreibt einen seelischen Zustand, bei dem Sie sich verloren fühlen und ohne jeglichen Halt von anderen. Alter, Geschlecht, finanzielle Situation oder beruflicher Erfolg sind dabei völlig irrelevant, denn die Einsamkeit macht vor niemanden halt. Schon ganz kleine Kinder können sich alleingelassen fühlen, wenn Mama und Papa als Strafe den „Liebesentzug" durchführen. Andersherum gesehen können sich auch Menschen einsam fühlen, die tagtäglich mit vielen Menschen zu tun haben. Der eigene, subjektive Eindruck weißt bei diesen Personen eine hohe Diskrepanz zum tatsächlichen, objektiven Zustand auf. Abhängig vom Charakter kann sich das damit verbundene, seelische Leiden mehr oder minder stark ausdrücken.

Das Gefühl der Einsamkeit betrifft vor allem die Personen, die unfreiwillig alleine sind. So sind alte Menschen, deren Partner verstorben sind, häufiger betroffen als Menschen, die in einer intakten Beziehung leben. Personen, die sich im Verein engagieren, fühlen sich weniger häufig einsam als Männer und Frauen ohne Hobby. Entscheidend ist, dass Sie sich mit anderen Lebewesen umgeben, die Sie annehmen und mit denen Sie sich verstehen. Ein

Hund, eine Katze, ein Kaninchen oder andere Haustiere können gegen ein negatives Gefühl helfen.

Die Phasen der Einsamkeit

Nicht jede Einsamkeit fühlt sich gleich an, was auch viel mit den individuellen Charakterzügen sowie dem seelischen Zustand zusammenhängt. Dennoch teilen Psychologen die Einsamkeit in verschiedene Phasen ein:

Am Anfang steht die „vorübergehende Einsamkeit". Sie ist relativ harmlos und trifft jeden einmal. Häufig hängt dieses Gefühl mit einer schwerwiegenden Veränderung zusammen, die Sie in eine komplett neue Lebenssituation bringt. So kann eine Scheidung, der Tod eines geliebten Menschen, ein Umzug in eine fremde Stadt oder auch einfach das Ausziehen aus dem Elternhaus ausschlaggebender Grund sein. Die vorübergehende Einsamkeit hält im Regelfall nur wenige Stunden beziehungsweise Tage an. Sie hält Sie keinesfalls von der Bewältigung Ihres Alltags ab. Im Gegenteil: Sie kann Ihnen sogar sehr behilflich sein, denn sie sorgt dafür, dass Sie über Ihre Lebensumstände neu nachdenken - diese neu bewerten - und gegebenenfalls mehr unter Leute gehen. Die vorübergehende Einsamkeit kann also als „Motor" für den Start in einen neuen Lebensabschnitt gesehen werden.

Hält das Gefühl der Einsamkeit über Wochen hinweg an, so spricht man von „andauernder Einsamkeit". Sie ähnelt der vorherigen Phase stark und entwickelt sich aus dieser. Ein schleichender Prozess sorgt dafür, dass Sie sich immer mehr abkapseln. Zu wenig Kontakt zu anderen Menschen ist ausschlaggebend dafür, dass die andauernde Einsamkeit langsam aber sicher Ihren Alltag bestimmt. Hobbies werden allmählich vernachlässigt, soziale Kompetenzen (Smalltalk, etc.) werden „verlernt". Es wird höchste Zeit, sich diesem Gefühl zu stellen und etwas dagegen zu unternehmen.

Als letzte Phase ist die „chronische Einsamkeit" zu nennen. Hier fühlen Sie sich bereits komplett verloren, haben keinen Antrieb mehr unter Menschen zu gehen und verfallen in eine depressive Stimmung. Ihre Mitmenschen werden Ihnen zunehmend egal, was dazu führt, dass Sie in einen Teufelskreis verfallen. Nachfolgend sehen Sie nochmal eine Darstellung dieser Spirale:

Weitere Folgen der chronischen Einsamkeit können ein vermindertes Selbstwertgefühl, ein verbitterter Allgemeinzustand, Abbau von Sozialkompetenzen sowie Gereiztheit sein. Nur die wenigsten Menschen können sich selbst aus der chronischen Einsamkeit wieder befreien. Besser ist es deshalb einen entsprechenden Psychologen, Therapeuten, Arzt oder eine Selbsthilfegruppe für einsame Menschen aufzusuchen.

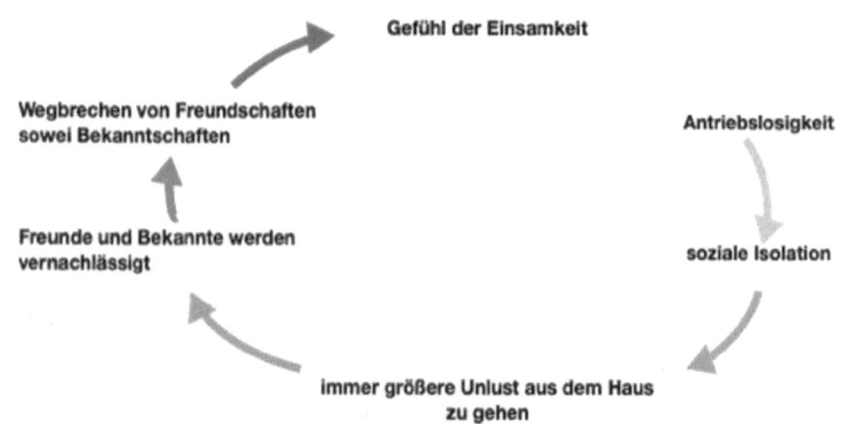

Die Qualität der Beziehungen ist entscheidend

Bereits der Soziologe Niklas Lehmannn schrieb einst in seiner Studie aus dem Jahre 1994 „Das personale Element in sozialen Beziehungen kann nicht extensiviert, sondern nur intensiviert werden". Vereinfacht ausgedrückt heißt das, dass nicht die Anzahl an sozialen Beziehungen zählt, sondern die Intensität. So kann sich ein Mensch, der hunderte Bekanntschaften und Freunde hat, allein gelassen fühlen, während eine andere Person mit zwei bis drei „wahren" Freunden vollkommen zufrieden ist. Zudem erklärt der wohl wichtigste Soziologe aus dem letzten Jahrhundert, dass nicht nur die Freundschaft zu Dritten wichtig ist, sondern auch die Freundschaft mit sich selbst. „Lerne dich selbst zu lieben", ist demnach nicht nur ein beliebter Spruch für das Mut-Mach-Büchlein und den Kalender, es handelt sich dabei tatsächlich um einen wichtigen Ansatz um die Einsamkeit zu bekämpfen.

Ursachen und Folgen von Einsamkeit

Neben der Frage, wie viele Menschen sich einsam fühlen, ist vor allem die Beantwortung des „Warum" wichtig. Wenn Sie dieses Buch lesen, werden Sie selbst wahrscheinlich das Gefühl haben, alleine zu sein und sich mit dieser Situation nicht wohlfühlen. Der erste Schritt zur Besserung ist es, sich mit dem Thema auseinanderzusetzen. Demzufolge kann nur gesagt werden „Glückwunsch! Sie sind auf dem besten Weg sich wieder wohl in Ihrer Haut beziehungsweise Ihrer Lebenssituation zu fühlen!".

Für Einsamkeit gibt es unterschiedliche Ursachen. So könnte die aktuelle Lebensweise, Langeweile, die berufliche Situation, eine emotionale Unsicherheit und vieles mehr der Grund Ihrer Einsamkeit sein. Mehr als die Hälfte aller einsamen Personen, geben den aktuellen Lebensumständen die Schuld. Das bedeutet, dass sich 55% aller Betroffenen aufgrund der Arbeit, eines Umzugs, einer Trennung oder einer Erkrankung einsam fühlen. Bedenkt man, dass rund 2,4 Millionen Menschen in Deutschland an Weihnachten alleine sind, ist es durchaus verständlich, dass sich die Lebenssituation auf Platz 1 als Grund für Einsamkeit befindet. Der zweite Platz wird von einer spontanen Stimmung besetzt. Soll heißen, dass in etwa 49 Prozent meinen, die eigene Einsamkeit entsteht aus einer Laune heraus. 36% geben sich selbst, beziehungsweise dem eigenen Charakter die Schuld und rund ein Viertel der befragten Männer und Frauen machen die Digitalisierung zur Hauptursache. Nur in etwa 15% geben anderen Menschen die Schuld. Nachfolgend finden Sie nochmal eine Darstellung dieser Verteilung. Beachten Sie bitte, dass auch mehrere Gründe angegeben werden können, weshalb die Summe aller Angaben die 100% übersteigt.

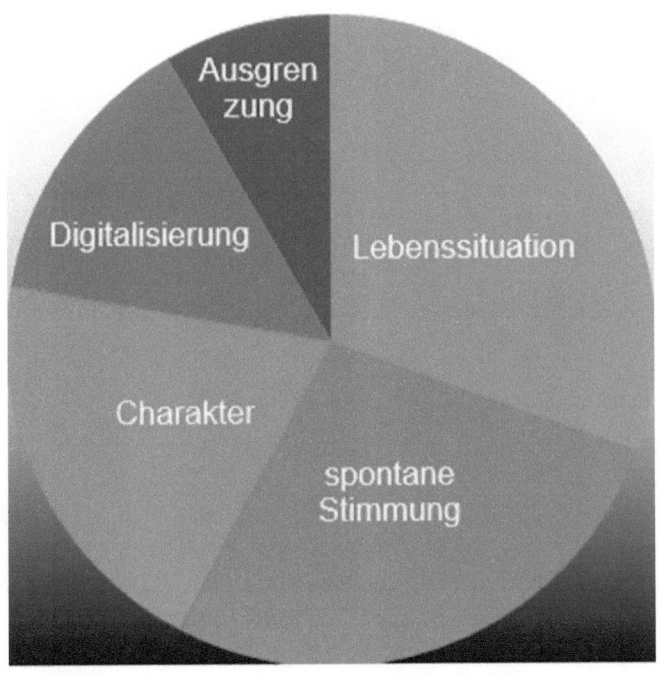

(Quelle: https://www.splendid-research.com/de/statistiken/
item/ranking-hauptgruende-fuer-einsamkeit.html)

Ein weiterer Bericht zu diesem Thema zeigt, dass sich Alleinlebende 2,5x häufiger in Therapie begeben aufgrund der Folgen von Einsamkeit. Depressionen sowie Angst- und Zwangsstörungen sind die am häufigsten auftretenden Folgen der gefühlten sozialen Isolation. Der Zusammenhang zwischen dem Anstieg von Alleinlebenden und dem Anstieg an psychisch erkrankten Menschen ist unübersehbar.

(Quelle: https://www.sueddeutsche.de/news/gesundheit/gesundheit-wenn-einsamkeit-krank-macht-dpa.urn-newsml-dpa-com-20090101-171013-99-434583)

Einsamkeit

■■■ Psychisch Erkrankte   ●● Alleinlebende

	1993	2000	2007
Psychisch Erkrankte	14%	16%	16%
Alleinlebende	9%	10%	11%

Woher kommt die Einsamkeit?

Das Gefühl ganz allein gelassen worden zu sein und nicht geliebt zu werden, kann jeden von uns treffen. Egal, ob verheiratet, mit einem guten Job, jung, alt, mit Kindern oder einem funktionierenden Freundeskreis. Doch wieso fühlen wir uns dann von Zeit zu Zeit einsam? Ist es nicht Paradox, dass wir in dieses Loch fallen, obwohl wir ausreichend Leitern haben, um uns selbst wieder da herauszuholen? Bedenken Sie immer: Obwohl Sie sich so fühlen, sind Sie es nicht! Es spielt sich in Ihrem Kopf ab. In diesem Kapitel sollen einige sehr häufig vorkommende Gründe für Einsamkeit angesprochen und Ihnen ein passender Lösungsansatz dafür gegeben werden.

Die aktuelle Lebenssituation

Wir Menschen sind Gewohnheitstiere - Der Gang zur Arbeit, das Beisammensein mit der Familie, die tägliche Routine beim Kochen oder das Durchführen von sportlichen Aktivitäten. Wird etwas in regelmäßigen Abständen gemacht, passiert es schnell, dass wir es als normal bzw. selbstverständlich ansehen. Fatal, denn bei Änderungen dieser Gewohnheit fällt es jedem Menschen oft sehr schwer, sich umzustellen.

„Der Mensch will immer, dass alles anders wird, und gleichzeitig will er, dass alles beim alten bleibt."

~ Paulo Coelho

Wir befinden uns in einer recht schnellen Zeit, die sich von einen auf den anderen Tag ändern kann. Scheidungen werden immer häufiger, ein Umzug in eine andere Stadt oder sogar ein anderes Land sind längst normal geworden, ein Jobwechsel scheint oftmals unausweichlich und geliebte Menschen treten aus unserem Leben.

Dabei macht jeder von uns einen ganz entscheidenden Fehler: Wir schauen auf die Anderen. Mit modernen Medien wie Filmen, eBooks und Co. ist es ein Leichtes, uns die Erfolgsstories anderer Menschen anzusehen. Das hat zur Folge, dass wir uns in Situationen, in denen es mal nicht so gut läuft, sofort minderwertig und nutzlos vorkommen. Doch vergessen Sie niemals: Jede Veränderung bedeutet einmal mehr aufzustehen als hinzufallen!

Steht eine große Veränderung an, ist diese nicht immer einfach. Manchmal ist sie gewollt, manchmal werden wir hineingeschubst. Aus psychologischer Sicht ist diese Furcht ganz einfach zu erklären, denn alles was wir kennen, gibt uns Sicherheit und Vertrautheit. Völlig irrelevant ist es, ob es uns dabei gut geht oder nicht - Wir gewöhnen uns daran und können uns darauf verlassen.

Wie können Sie eine Veränderung Ihrer Lebenssituation also besser verkraften?

Abhängig davon, was genau sich verändert hat, sollten Sie gewisse Maßnahmen in die Wege leiten, die Ihnen bei der Bewältigung helfen. Folgende Soforthilfen kann jeder ganz schnell und einfach umsetzen:

1. **Lassen Sie keine negativen Gedanken mehr zu**
   Es fällt schwer, eine Sache anzunehmen, wenn die negativen Gedanken im Kopf so laut schreien. Vor allem Pessimisten machen es sich immer wieder im Leben sehr schwer, wenn Sie sich die Folgen einer Veränderung vorstellen, nicht aber den Nutzen. Natürlich ist es schwer am Anfang, ein „neues" Leben zu beginnen, doch bietet es auch viele Vorteile. Sie haben die Möglichkeiten nochmal ganz von vorne zu beginnen und Ihr Leben neu zu ordnen. Sie können Ihren eigenen Weg gehen und Ihr wahres Glück finden.

2. Nehmen Sie sich Zeit für sich

Niemals dürfen Sie sich selbst vergessen, denn Hobbys und die eigenen „Wohlfühl"-Momente sorgen dafür, dass wir uns in unserer Haut gut fühlen. Vor allem, wenn Sie in eine neue Stadt gezogen sind, müssen Sie sich einen neuen Verein, ein neues Fitnessstudio oder eine neue Route zum Spazieren gehen suchen. Nehmen Sie sich aktiv Zeit dafür, denn niemand ist so wichtig wie Sie selbst!

3. Gehen Sie unter Leute

Heraus aus den eigenen vier Wänden und hinein in das Abenteuer. Neue Menschen kennenzulernen ist das A und O eines gelungenen Neustarts. Raffen Sie sich auf, sprechen Sie Unbekannte aktiv an. Wer weiß, vielleicht wartet um die Ecke bereits Ihr Traummann oder Ihr neuer bester Freund?

4. Kämpfen Sie nicht dagegen an

Sie machen es sich umso schwerer, wenn Sie sich innerlich gegen die Veränderung wehren. Ja, eine gewisse Leugnung und ein gewisses Abwehrverhalten ist normal. Es schützt uns sogar vor Überforderung. Dennoch dürfen Sie eine Veränderung Ihres Lebens nicht immer als etwas Schlechtes ansehen. Nehmen Sie sie an - egal, ob selbst gewollt oder zur Veränderung gezwungen.

5. Hetzen Sie sich nicht

Veränderungen brauchen Zeit, denn niemand kann ein neues Leben von heute auf morgen beginnen. Schrauben Sie also Ihre zeitlichen Vorstellungen etwas herunter und geben Sie sich ruhig einige Wochen oder Monate, um mit der neuen Situation klarzukommen.

Spontane Stimmung

Nicht immer muss ein realer Grund hinter der Einsamkeit stecken. Wie bereits erwähnt wurde, handelt es sich bei dem Gefühl der Einsamkeit eher um subjektives Empfinden. Das kann beispielsweise mit den Hormonen zusammenhängen oder aber mit einer ganz allgemeinen schlechten Stimmung. Wer kennt nicht solche Tage, an denen man mit „dem falschen Fuß" aufsteht? Vielen Menschen geht es häufig in den kalten, dunklen Monaten des Jahres schlecht, denn durch das ungemütliche Wetter ist es kaum möglich sich mit den Nachbarn im Garten zu unterhalten, bei einem Spaziergang neue Leute kennenzulernen oder einfach ein wenig Sonne zu tanken. Das Positive an einem einsamen Gefühl aufgrund einer spontanen Stimmung: Sie vergeht relativ schnell und bedarf keiner weiteren Behandlung.

Wieso machen uns Hormone traurig?

Besonders Frauen sind davon betroffen: Die Hormone. Während des Zyklus der Frau findet ein reger Wechsel von Östrogen, Progesteron und Co. statt. Eine Belastung nicht nur für den Körper, sondern auch für die Psyche. Angstzustände, Panik, Traurigkeit, Einsamkeit oder auch eine erhöhte Sensibilität gehören zu den gängigsten PMS.

- Ist Ihr Progesteronhaushalt gestört, kommt es besonders vor der Menstruation zu starken Stimmungsschwanken.

- Für ein Glücksgefühl sorgt das Östrogen, das besonders während der Wechseljahre ins Ungleichgewicht kommt. Fehlt es also an diesem Glückshormon, fällt die Stimmung in ein tiefes Loch.

- Auch Frauen besitzen ein wenig Testosteron und das ist auch wichtig, denn es gibt uns Antrieb und Kraft. Bei zu wenig Testosteron fühlen sich viele Frauen deshalb schlapp und abgeschlagen.

Sollten Sie also feststellen, dass Sie sich immer wieder zu bestimmten Zeiten im Monat/Jahr einsam und traurig fühlen, ist der Gang zu einem Facharzt ein absolutes MUSS. Mit ein paar hormonproduzierenden Tabletten wird es Ihnen im Handumdrehen wieder besser gehen.

Was können Sie tun beim sogenannten Winterblues?

Schuld am sogenannten Winterblues ist das mangelnde Sonnenlicht, das unser Körper benötigt, um Vitamin D zu produzieren. Dieses Vitamin schlägt nicht nur auf die Stimmung, sondern auch auf die körperliche Gesundheit. Sie sollten deshalb immer darauf achten, ausreichend Sonnenlicht zu erhalten.

Achtung: Dabei hilft es nicht, wenn Sie sich vor ein Fenster setzen. Auch, wenn es verlockend klingt, sich im warmen Wohnzimmer von der Wintersonne durch das Fenster hindurch bestrahlen zu lassen, ist es dennoch wirkungslos, denn Glas hält UVB-Strahlung weitestgehend ab, welches für die Vitamin D3 Bildung verantwortlich ist.

Nachfolgend sollen ein paar Tipps kurz erläutert werden, die Ihnen beim Überwinden der durch Vitamin-D ausgelösten schlechten Stimmung helfen:

- Tanken Sie ausreichend Licht und Frischluft

- Bewegen Sie sich im Freien (Spaziergang, Joggen, Eislaufen, etc.)

- Treffen Sie sich auch im Winter mit Freunden und Familie

- Nutzen Sie die kalten Monate für einen Urlaub im warmen Süden

- Lassen Sie sich bei einer professionellen Massage verwöhnen

- Fragen Sie Ihren Arzt nach einer Lichttherapie

- Bringen Sie Farben und wohltuende Düfte in Ihr Zuhause

- Sprechen Sie mit einem Psychologen, Psychotherapeuten oder Heilpraktiker

Digitalisierung

Immer häufiger sehen sich auch junge Menschen als einsam. Ein Trend, der beängstigend ist, aber dennoch nachvollziehbar, wenn man die Gründe kennt. Durch moderne Medien ist es nicht mehr nötig, aus dem Haus zu gehen. War es einst das Ziel der Digitalisierung, die Menschen enger zusammenzubringen, besser zu verbinden und so die Kommunikation auf ein neues Niveau zu heben, so stellt es sich heute häufig als genau das Gegenteil dar. Es ist bequem, denn wir müssen uns nicht mehr mit anderen Menschen treffen, sondern können „gechillt" auf dem Sofa liegen während wir mit unseren Freunden reden. Mit einem Klick bezeichnen wir Unbekannte als neue Freunde und genauso schnell werden jahrelange Freundschaften einfach gelöscht als hätte es sie nie gegeben.

Ja, die Digitalisierung hat Vorteile. So können wir uns mit unserer Familie unterhalten, auch wenn wir weit voneinander entfernt wohnen. Wir haben uneingeschränkten Zugang auf Wissen, sodass sich jedes Individuum dem widmen kann, was es selbst wirklich interessiert. Wir können von jedem Ort aus arbeiten und bekommen die neuesten Geschehnisse weltweit mit.

Doch führt es auch dazu, dass wir uns immer weniger Face-to-Face mit unseren Mitmenschen unterhalten. Der körperliche Kontakt wie eine Umarmung, eine Geste wie ein Lächeln oder die so wichtige Unterhaltung mit echten Emotionen und spontanen Ratschlägen fehlt. Über WhatsApp, Facebook und Co. sind wir jederzeit erreichbar und doch fühlen wir uns einsam. Wir können kleine Emojis versenden und doch wissen wir, dass die Wahrheit ganz anders aussieht. Wir können uns mit anderen unterhalten, ohne dabei gehört zu werden.

Die so wichtige non-verbale Kommunikation fehlt. Ein großer Teil, der uns im Unterbewusstsein deutlich macht, wie eine Person sich fühlt, wie sie Ihnen gegenüber eingestellt ist und wie sehr wir selbst von unserem Gesprächspartner verstanden werden. Längst ist bekannt, dass Dinge wie die Bewegungen, die Körperhaltung, die Mimik und sogar der Duft eines Menschen sich auf die Beziehung beziehungsweise die Kommunikation zwischen zwei Personen auswirkt. In der Studie „Inference of Attitude from Nonverbal Communication in Two Channels" von Mehrabian und Ferris wurden folgende Erkenntnisse bezüglich der verbalen und non-verbalen Kommunikation festgestellt:

- 55% werden durch die Körpersprache (Mimik, Gestik, etc.) bestimmt

- 38% werden durch die Stimmlage beeinflusst

- 7% gehören dem Inhalt des gesprochenen

Wenn wir also lediglich 7% unserer Kommunikation durch digitale Medien ausleben können, ist es kein Wunder, dass wir uns unverstanden und einsam fühlen.

Hinzu kommt, dass das allgemeine Niveau der Kommunikationsebene sinkt. Das heißt, es kommt immer schneller zu verbalen Attacken, Mobbing und sogar Drohungen. Sehen wir unser Gegenüber und dessen Reaktionen nicht, ist auch unsere Hemmschwelle diesen zu verletzen immer geringer.

Wie können Sie bewusst mit der Digitalisierung umgehen?

Mit ein paar Tipps können Sie sich der Digitalisierung anschließen, dennoch aber ein funktionierendes Sozialleben führen und so der Einsamkeit entkommen:

1. **Bleiben Sie flexibel in Ihrer Freizeitgestaltung**
   Hierbei geht es nicht darum, dass Sie sich immer wieder ein neues Hobby suchen. Vielmehr ist die Mischung zwischen dem „normalen" Leben und dem digitalen Leben gemeint. Auch, wenn Ihnen soziale Netzwerke, Multiplayer Games und Co. eine Möglichkeit geben mit anderen in Kontakt zu treten, sollten Sie dennoch auch ein normales Leben mit echten Freunden führen.

2. **Glauben Sie nicht alles, was Ihnen online vermittelt wird**
   Stellen Sie Bilder ins Netz oder teilen Sie gewisse Inhalte, die Sie persönlich ansprechen, heißt das nicht, dass auch Ihre Follower/Freunde das so sehen. Unvermeidlich ist es geworden, negative Reaktionen zu erhalten. Dennoch sollten Sie lernen herauszufiltern, was denn nun stimmt und was einfach nur pure „Gehässigkeit" ist. Werden Sie beispielsweise als Lügner tituliert, weil Sie einen Kommentar verfassen, der nicht der Meinung einer Drittperson entspricht, muss das nicht unbedingt wahr sein. Auch im Netz sind verschiedene Meinungen durchaus legitim.

3. **Schalten Sie Smartphones und Co. bewusst ab**
   Hin und wieder sollten Sie sich eine Auszeit von Ihrer digitalen Identität nehmen. Schalten Sie Ihr Telefon während Sie schlafen oder einen Spaziergang machen einfach aus. Auch beim Essen kann es sinnvoll sein, offline zu gehen.

4. **Vermeiden Sie Medien, die Ihnen schaden**
   Merken Sie, dass es Sie immer weiter in ein Loch der Einsamkeit zieht, sich mit den „tollen" Leben der anderen zu beschäftigen oder sich negative Kommentare anhören zu müssen? Dann löschen Sie Ihren Account auf diesem

Netzwerk. Sie müssen sich nichts antun, was Ihnen nicht guttut!

5. **Bleiben Sie realistisch**

   Nicht alles, was Sie von Ihren „Freunden" sehen werden, ist wahr. In sozialen Netzwerken möchte sich jeder von seiner besten Seite präsentieren. Doch behalten Sie immer im Hinterkopf, dass auch diese Menschen Probleme und Sorgen haben. Auch diese Menschen stehen nicht frisch gestylt morgens aus dem Bett auf. Auch diesen Menschen ist nicht immer zum Lachen zu Mute.

Ausgrenzung

Soziale Ausgrenzung und Mobbing ist nahezu jeder Person schon einmal passiert. Schwierig wird es, wenn diese Situation über einen längeren Zeitraum hinweg anhält und das Mobbingopfer keine sozialen Kontakte mehr knüpfen kann. Ausgrenzung kann aus moralischer Sicht sowohl berechtigt als auch unberechtigt sein. Wenn beispielsweise eine Person immer wieder herablassend und beleidigend mit Gruppenmitgliedern umgeht, ist es zum Schutz der anderen Menschen durchaus legitim, denjenigen nicht mehr zu integrieren. Doch leider findet in der heutigen Zeit immer wieder Mobbing statt ohne dabei einen Grund zu haben. Eine Behinderung, ein anderes Aussehen, finanzielle Unterschiede oder auch einfach aus Spaß am Mobbing werden Personen in eine Ecke gedrängt.

Die Ausgrenzung aus einer Gruppe fühlt sich für den Menschen noch heute existenzbedrohend an. Kein Wunder, immerhin sind wir - wie bereits mehrfach angesprochen - soziale Lebewesen, die sich bewusst in Gemeinschaften zusammenschließen, um besser für das Überleben zu sorgen. Unser Instinkt sagt uns noch heute, dass wir in einem sozialen Gefüge besser Leben als alleine.

Hier finden Sie einige Tipps, wie Sie besser mit einer Ausgrenzung umgehen können und dadurch die Einsamkeit überwinden:

1. **Akzeptieren Sie die Situation**
   Werden Sie ausgeschlossen, ist es wahrscheinlich nicht Ihre Schuld. Die Gruppe wird kaum etwas gegen Sie persönlich haben. Vielleicht sind Sie sogar nur ein Zufallsopfer. Ganz nach dem Motto: Zur falschen Zeit am falschen Ort.

2. **Suchen Sie nach Alternativen**

Werden Sie von einer Gruppe nicht akzeptiert, dann ist es kein Problem, denn es gibt noch etliche andere Gemeinschaften, die Sie liebend gerne als Teil ihrer ansehen. Nehmen Sie die Ausgrenzung als Ansporn, gleichgesinnte Menschen zu finden. Das kann in einem Verein sein, in einer anderen Gruppierung der Klasse oder einem neuen Freundeskreis.

3. **Kontrollieren Sie Ihre Wut**
   Viele Mobber warten nur darauf, dass Sie sich schlecht fühlen oder anfangen auszurasten. Geben Sie diesen Menschen keine Genugtuung, sondern finden Sie eine Lösung mit Ihrer Wut umzugehen. Machen Sie Sport, Boxen Sie oder Schreien Sie einmal ganz laut im Wald oder in Ihr Kissen hinein.

4. **Reflektieren Sie die Situation**
   Manchmal ist es gar nicht so schlimm wie es im ersten Moment gewirkt hat. In sensiblen Momenten kann beispielsweise schon ein Witz Ihrer Freunde dazu führen, dass Sie sich nicht mehr angenommen fühlen. Prüfen Sie nochmal, ob es sich wirklich um eine massive, dauerhafte Ausgrenzung handelt oder ob Sie etwas überreagiert haben.

5. **Melden Sie Mobbingattacken**
   Werden Sie in der Arbeit, der Uni oder der Schule gemobbt, können und sollten Sie die Situation melden. Das kann der Chef, der Rektor, ein Lehrer/Professor oder Ihr Vorgesetzter sein. Haben Sie immer im Hinterkopf, dass Sie emotionales Leid durch Drittpersonen nicht aushalten müssen.

6. **Arbeiten Sie an Ihrem Selbstvertrauen**

Selbstbewusste Menschen gehen im Regelfall besser mit unangenehmen Situationen um als Personen mit einem geringeren Selbstvertrauen. Wie Sie daran arbeiten können, wird im Abschnitt „Mangelndes Selbstbewusstsein" genauer beschrieben.

7. Vergessen Sie Menschen, die Ihnen nicht guttun

Lassen Sie sich nicht von negativen Menschen Ihr Leben vermiesen. Sie sind liebenswert und haben garantiert gute Freunde. Verschwenden Sie nicht zu viele Gedanken an Personen, die Ihnen nicht guttun.

Charakter

Erfolg, Liebe, Sicherheit und Selbstbestimmung gehören zu den gängigen Werten, die die heutige Gesellschaft verfolgt. Weg von Solidarität und Gemeinschaft, hin zu Individualismus und persönlicher Entfaltung. Gemeinsame Werte und Normen verbinden und machen eine Gruppe von Menschen zu einer Gesellschaft von Gleichgesinnten. In dieser Gesellschaft ist aber leider wenig Platz für Abweichungen. Der eigene Charakter, die eigenen Wertvorstellungen und das eigene Verhalten können dazu führen, dass Ausgrenzung und die damit verbundene Einsamkeit stattfindet. Wir verlangen von unseren Mitmenschen sich zu integrieren, aber dennoch mit dem Strom mitzuschwimmen. Zwei Gegensätze, die sich nur schwer miteinander vereinbaren lassen. Obwohl die Einstellung zu anderen Kulturen, Traditionen, Religionen, Herkunft und Aussehen sowie der Meinungsfreiheit sich im Laufe der letzten Jahrzehnte drastisch geändert hat, liegt es dennoch in der Natur der Sache, dass uns derart fremde Menschen seltsam vorkommen. Oft liegt es dabei lediglich am Aussehen oder dem wie jemand redet.

Was können wir gegen diese Art der Einsamkeit tun?

Prinzipiell ist es schwierig eine derartige Ausgrenzung komplett zu beseitigen, denn unser Instinkt sagt uns, dass uns andersartige Menschen unangenehm sind. Können wir eine Person nicht einschätzen, ist sie uns erstmal „unheimlich", denn der moderne Mensch möchte das Tun und Handeln seiner „Artgenossen" vorausschauen können. Wir üben uns in einer Art Wahrsagung, obwohl dies niemals möglich ist. Folgende Aspekte müssten sich deshalb in der Gesellschaft ändern:

- Mehr Aufklärung gegenüber fremden Religionen und Kulturen

- Toleranz für Charakterzüge, die nicht unseren eigenen entsprechen

- Integrität von Menschen, die anders sind oder anders aussehen

- Mehr Angebote, um Menschen zusammenzubringen (Events, Sportclubs, etc.)

- Abstand von der Einstellung, dass nur die eigene Meinung zählt

- Mehr Offenheit und Akzeptanz

Der Wandel findet also bei Ihnen selbst statt. Wie wollen Sie von anderen erwarten, dass sie Sie annehmen und akzeptieren, wenn Sie es nicht genauso tun? Natürlich ist es schwierig eine Gruppe von Millionen von Menschen unter einen Hut zu bekommen. Fühlen Sie sich einsam, weil Sie denken, dass Sie anders sind, können Sie folgende Maßnahmen treffen:

Stärken Sie Ihr Selbstbewusstsein

Das Selbstbewusstsein sorgt dafür, dass Sie negative Kommentare oder Verhaltensweisen anderer Ihnen gegenüber nicht mehr stören. Seien Sie ruhig überzeugt davon, dass Sie gut sind wie Sie sind. Lernen Sie mit sich selbst ins Reine zu kommen. Mehr dazu finden Sie im Kapitel "Tipp 1: Sie selbst sind Ihr bester Freund - Selbstliebe erlernen"

Suchen Sie sich Gleichgesinnte

Es ist nichts falsch daran, sich Menschen zu suchen, die Ihnen guttun. Gleiche Interessen und Einstellungen schweißen zusammen.

Seien Sie offen für andere Charaktere und akzeptieren Sie diese

Akzeptieren Sie andere so wie Sie selbst gerne akzeptiert werden möchten. Das Interesse an anderen Kulturen, Charakteren, etc. kann nicht nur Ihre Einsamkeit verschwinden lassen, sondern erweitert auch Ihren Horizont.

Versuchen Sie, sich zu integrieren

Zeigen Sie ruhig auch Interesse an anderen Menschen und versuchen Sie, sich in diese Gruppe einzufügen. Es kann nicht schaden, etwas Neues auszuprobieren. Wenn es dann nicht klappt, steht es Ihnen jederzeit frei, sich einer anderen Gesellschaft anzuschließen.

An diesem Punkt ist es wichtig zu erwähnen, dass es nicht darum geht, Ihren Charakter zu ändern. Vielmehr sollten wir lernen miteinander auszukommen und jeden als Individuum zu akzeptieren und tolerieren.

Zu diesem Thema soll eine Kurzgeschichte nochmal das Thema der Toleranz verdeutlichen:

Unterschiedliche Meinungen - Toleranz statt Gegnerschaft

Manchmal gibt es im Gespräch unterschiedliche Meinungen zu wichtigen Lebensthemen. Ich habe für mein Leben ein Konzept gefunden und gerate mit jemanden zusammen, der das anders sieht. Es ist gut, dass man sich miteinander auseinandersetzt, um voneinander zu lernen. Das Problem ist aber, dass ich recht haben will. Ich fühle mich von der Meinung des Anderen bedroht, weil mein Lebenskonzept bedroht ist, dass ich mühsam herausgefunden habe. Eine gewisse Standfestigkeit für mein Leben ist schon wichtig, doch genauso wichtig wäre es, dem Anderen zuzuhören, um von ihm zu lernen. Vielleicht ist das ja für mich gar nicht so falsch, was der Andere zu sagen hat. Aber es fällt mir schwer, dem Anderen zuzuhören, weil mein Lebenskonzept dadurch bedroht ist. Das ist schade. Wäre es nicht viel schöner, die unterschiedlichen Sichtweisen ruhig zu betrachten? Bei ruhiger Betrachtung ist es ja vielleicht auch richtig, bei meinem Lebenskonzept zu bleiben. Aber ich könnte den Anderen besser erkennen und verstehen lernen, und das könnte das Miteinander stärken. Ich akzeptiere, dass das Eine für mich richtig ist und das Andere für meinen Gesprächspartner. Und vielleicht kann ich ja von dem Anderen das Eine oder Andere übernehmen, wenn es zu mir und zu meinem Leben passt. Wir wären keine Gegner mehr, sondern Partner, die ihre unterschiedlichen Lebensweisheiten austauschen würden. Schließlich sind wir unterschiedliche Menschen und dürfen unterschiedliche Lebensansichten haben. Aber wir würden einander mit Achtung begegnen.

Voneinander
lernen, verstehen
statt Gegnerschaft, Feindschaft
friedlicher Austausch von Lebensweisheiten
Toleranz

Konrad Folkmann, 07.12.09, https://www.e-stories.de/view-kurzgeschichten.phtml?32046

Mangelndes Selbstbewusstsein

Nichts ist schlimmer und selbstzerstörender als sich selbst kein guter Freund zu sein. Die Harmonie zwischen Körper, Geist und Seele ist maßgeblich daran beteiligt, wie wir auf andere Menschen wirken und wie wir uns fühlen. Natürlich leben wir in einer Zeit, in der Selbstkritik als Tugend gesehen wird, wir möchten immer besser werden und kritisieren deshalb alles an uns. Das bekommen wir schon in der Kindheit beigebracht. Lob und Anerkennung müssen wir uns oft erst verdienen. In der Schule müssen immer die besten Ergebnisse erzielt werden und im Sportverein sollen wir immer auf Platz 1 sein. Doch ist dieser Zustand wirklich erstrebenswert? Sind wir nicht gut so, wie wir nun mal sind?

Woran Sie erkennen können, dass Sie kein Selbstbewusst sein haben

Haben Sie wenig oder gar kein Selbstbewusstsein wirkt sich das nicht nur auf Ihr Privatleben aus, sondern auch auf Ihr Sozialleben. Doch wissen Sie überhaupt, dass Sie zu wenig Selbstwertgefühl besitzen? Hier sind ein paar Merkmale, die Ihnen darüber Aufschluss geben können:

- Sie äußern kaum/keine Wünsche

- Sie versuchen niemals anzuecken

- Sie fühlen sich schnell schuldig

- Sie setzen sich nie durch

- Sie nehmen Dinge sofort persönlich

- Sie haben Angst, etwas falsch zu machen

- Sie fühlen sich nicht schön und können kaum Komplimente annehmen

- Sie haben Angst nicht gemocht zu werden

- Sie sind sehr schüchtern

- Sie reden schlecht über andere und über sich selbst

- Sie tun sich selbst nie etwas Gutes

- Sie wagen kaum etwas neues auszuprobieren

Menschen mit wenig Selbstvertrauen und Selbstbewusstsein fühlen sich oft unglücklich und ungeliebt. Daraus kann dann die Einsamkeit entstehen, auch wenn Sie einen funktionierenden Freundeskreis besitzen. Es handelt sich also um eine subjektive Einsamkeit, die nicht wirklich existiert.

Wie können Sie mehr Selbstvertrauen erlangen?

Selbstvertrauen bzw. Selbstbewusstsein ist also ein Schlüssel zu einem glücklichen, erfüllten und erfolgreichen Leben. Das bezieht sich nicht nur auf die Einsamkeit, sondern auch auf den Beruf und das Erreichen persönlicher Ziele. Hier finden Sie ein paar Tipps, die Ihnen helfen können:

- Sorgen Sie für Erfolgserlebnisse und nehmen Sie diese auch wahr

- Tun Sie sich selbst etwas Gutes (Wellness, leckeres Essen, etc.)

- Nehmen Sie sich Zeit für sich selbst

- Achten Sie auf Ihre Haltung

- Machen Sie regelmäßig Sport

- Bringen Sie sich selbst zum Lachen

- Machen Sie sich selbst Komplimente und nehmen Sie diese von anderen an

- Probieren Sie neue Dinge aus

- Machen Sie sich Ihre eigenen Stärken bewusst

Falscher Umgang mit Gefühlen und Emotionen

Gefühle bedeuten das Bewusstsein von Emotionen und Emotionen sind Reaktionen auf eine Situation. So könnte man den Unterschied wohl am besten beschreiben. Neben Freude, Angst und Schmerz ist vor allem die Einsamkeit ein Gefühl, das uns das Herz zerreißen kann. Doch der falsche Umgang mit Ihren Emotionen kann zur Einsamkeit führen. In einer Gruppe kommt es darauf an, dass wir unsere Gefühle und Emotionen dosieren können. Wir können nicht wild um uns schlagen, wenn uns etwas nicht gefällt. Auf der anderen Seite gibt es auch Situationen in denen wir unsere Freude/Belustigung zurückhalten sollten (beispielsweise, wenn sich jemand weh tut). Reagieren wir falsch, könnten wir also ausgegrenzt werden und dementsprechend in die Einsamkeit rutschen. Andere Menschen wiederum fühlen sich einsam, weil sie sich selbst durch zu viele Ängste neue Leute kennenzulernen oder durch zu viel Traurigkeit über eine längst vergangene Situation ins Abseits bringen.

Wie können Sie mit Ihren Gefühlen umgehen?

Der Grund, weshalb einige Menschen mit ihren Gefühlen und Emotionen nicht umgehen können, liegt - wie so häufig - in der Kindheit. Ein zu behütetes Elternhaus oder aber zu viele Freiheiten ohne Maßregelungen können dazu führen, dass Sie sich selbst verlieren. Sie verlernen Ihre Gefühlswelt wirklich wahrzunehmen, was logischerweise eine Voraussetzung für den Umgang damit ist. Wie wollen Sie denn lernen mit Ihren Emotionen und Gefühlen umzugehen, wenn Sie diese nicht einmal benennen können? Nachfolgend finden Sie einige Tipps zu einem besseren Bewusstsein sowie Umgang:

1. Gedanken steuern Gefühle

Das Prinzip ist ganz einfach: Positive Gedanken führen zu positiven Gefühlen, negative Gedanken hingegen führen zu negativen Gefühlen. Das ist ein Grund, weshalb Optimisten meist glücklicher sind als Pessimisten: Sie sehen alles von einer positiven, guten Seite. Versuchen Sie deshalb immer die Vorteile einer schwierigen Situation zu erkennen.

2. Nehmen Sie Ihre Gefühle bewusst war

Sollten Sie dennoch einmal traurig oder wütend sein, dann haben auch diese Gefühle ihre Daseinsberechtigung. Versuchen Sie deshalb nicht, die Gefühle beiseite zu schieben, sondern machen Sie sich bewusst, was Sie genau verspüren. Manchmal können Ärger, Trauer, Wut, Einsamkeit, etc. miteinander verschwimmen.

3. Atmen Sie tief durch

Dies ist ein simpler, aber dennoch effektiver Trick - Vor allem, wenn Sie in einer Situation stecken aus der Sie nicht herauskommen (Beispiel ein Meeting auf der Arbeit oder ein Elterngespräch mit dem Lehrer Ihrer Kinder). Bevor Sie antworten, nehmen Sie sich ein paar Sekunden Zeit und atmen Sie dreimal tief ein und aus. Machen Sie sich dabei positive, beruhigende Gedanken.

4. Sorgen Sie für einen Ausgleich

Niemand kann immer nur Leistung erbringen und unter Druck stehen. Sorgen Sie deshalb dafür, dass Sie ausreichend Zeit für sich selbst und Ihre Hobbys haben. Ein Ausgleich während Sie einfach Sie selbst sein können und an nichts denken müssen, wirkt Wunder.

5. Sprechen Sie über Ihre Gefühle

Ein typisches Phänomen ist es, Gefühle und Emotionen „herunterzuschlucken". Doch das hat lediglich Nachteile, denn sie stauen sich auf und explodieren irgendwann. Besser ist es, wenn Sie mit der entsprechenden Person darüber reden, was Sie verärgert oder gekränkt hat.

Defizite im Sozialverhalten

Die sogenannten Soft Skills - also Fähigkeiten im Sozialverhalten - bringen Sie sowohl beruflich, als auch privat weiter. Sie sorgen dafür, dass Sie mit anderen Menschen gut kommunizieren können, sowohl verbal als auch non-verbal. Sind diese Softskills nicht oder nur teilweise ausgebaut, werden Sie häufig in Konflikte kommen, denn mit Frustration, Aggressivität und Konflikten mit anderen werden Sie nicht umzugehen wissen. Immer mehr Menschen leiden an Störungen des Sozialverhaltens, was sich maßgeblich auf unsere Gesellschaft auswirkt. Immer häufiger hört man von Ausschreitungen, ja von richtigen Kämpfen zwischen einzelnen Menschen oder Gruppen, die teilweise sogar tödlich ausgehen.

Anzeichen dafür, dass Sie Defizite im Sozialverhalten haben, können Aggressionen, übermäßiger Egoismus, Rücksichtslosigkeit und ein tyrannisches Verhalten gegenüber anderen sein. Ihre Mitmenschen haben feine Fühler und merken sofort, wann eine Person unter solchen Defiziten leidet. Schon aufgrund Ihrer Ausstrahlung werden Sie deshalb schnell ausgegrenzt, denn niemand begibt sich freiwillig in einen Konflikt.

Um Ihr Sozialverhalten aufzubessern bedarf es zunächst der Erkenntnis, dass Sie derartige Defizite haben. Dafür müssen Sie sich nicht schämen oder frustriert sein. Eher können Sie stolz auf sich selbst sein, denn der erste Schritt zur Besserung ist die bewusste Wahrnehmung. Machen Sie sich selbst Ihr Verhalten bewusst und erlernen Sie einige Hilfen, um sich besser kontrollieren zu können. Das kann beispielsweise während eines Anti-Aggressionskurses geschehen oder Sie erlernen Yoga oder Meditationstechniken.

Sprechen Sie mit Ihren Mitmenschen offen darüber, was Ihnen schwerfällt und entschuldigen Sie sich bei Menschen, denen Sie bereits damit geschadet haben.

„Verantwortlich ist man nicht nur für das, was man tut,
sondern auch für das, was man nicht tut."

Laotse

Eine weitere Alternative kann der Gang zum Arzt darstellen. Während einer professionellen Therapie werden die Gründe für Ihr gestörtes Sozialverhalten analysiert und Sie können gemeinsam mit dem Therapeuten daran arbeiten.

Ein Gefühl mit weitreichenden Folgen

Verschiedene Untersuchungen - unter anderem die Studie der Universität von Chicago (Quelle: https://www.pharmazeutische-zeitung.de/ausgabe-452011/einsamkeit-macht-krank/) stellten fest, dass einsame Menschen deutlich schlechter schlafen als glückliche. Dabei ist nicht die Dauer des Schlafes ausschlaggebend, sondern vielmehr die Schlafqualität. Ein Teufelskreis, denn wer schlecht schläft besitzt weniger Energie, bleibt Zuhause und vereinsamt damit noch mehr. Zudem ist längst bewiesen, dass Schlafstörungen auf Dauer sowohl psychisch als auch körperlich krank machen. Rund 4,8 Millionen Menschen leiden allein in Deutschland unter einer Schlafstörung, die sich mehr oder minderschwer auf das alltägliche Leben auswirkt.

Was versteht man unter Schlafstörungen?

Unter einer Schlafstörung werden im Allgemeinen verschiedene Beeinträchtigungen in Bezug auf das Schlafverhalten einer Person bezeichnet. Die Ursachen können von äußeren Einflüssen sowie einer inneren Unruhe herrühren. Schlafstörungen beeinträchtigen mittel- sowie langfristig die körperliche sowie seelische Gesundheit.

Es gibt etliche Schlafstörungen, die sich in punkto Verhalten, Ursachen sowie Auswirkungen unterscheiden. Nachfolgend finden Sie eine grobe Übersicht der bei Einsamkeit häufig vorkommenden Arten der nächtlichen Unruhe. Eventuell können Sie Ihre gestörte Nachtruhe sogar schon identifizieren und aktiv etwas dagegen unternehmen.

Die Schlaflosigkeit (Insomnie)

Schlaflosigkeit bezeichnet eine Störung beim Ein- sowie Durchschlafen und ein frühzeitiges Erwachen am Morgen.

Betroffene liegen abends oft stundenlang wach oder schrecken mehrmals hoch. Sie können sich wahrscheinlich schon denken, dass dies zu einem sehr unausgeglichenen Gemütszustand führt. Der Körper erhält viel zu wenig Erholung, weshalb Sie sich schlapp, ausgelaugt, schlecht gelaunt und antriebslos fühlen. Insomnie tritt häufig bei Menschen auf, die unter psychischem Stress leiden. Das heißt, dass sich Ihr Unterbewusstsein mit einer bestimmten Lebenssituation oder einem bestimmten Ereignis quält.

Die Schlafsucht (Hypersomnie)

Die Schlafsucht ist das Gegenteil der Schlaflosigkeit. Sie fühlen sich extrem müde und ausgelaugt. Betroffene Menschen müssen sich auch tagsüber mehrmals eine Ruhepause können, währenddessen sie häufig sehr unruhig sind. Gründe können Medikamente, organische Ursachen sowie eine innere Unruhe sein.

Der gestörte Schlaf-Wach-Rhythmus

Jeder einzelne Mensch besitzt eine sogenannte „innere Uhr", die sich vor allem am Tageslicht, aber auch an den Gewohnheiten orientiert. Diese innere Uhr weist darauf hin, wann es Zeit zum Schlafen und wann die beste Konzentrationsphase ist. Um möglichst produktiv zu sein, sollten wir uns mehr oder weniger an diesem Biorhythmus orientieren, um einen Schlafmangel zu vermeiden und dadurch sowohl psychische als auch physische Folgen erleiden zu müssen. Bei einer Störung des Schlaf-Wach-Rhythmus kommt der Körper in der eigentlichen Schlafphase nicht zur Ruhe, während er tagsüber sich am liebsten ins Bett verkriechen möchte. Daraus kann nicht nur eine Vereinsamung resultieren, sondern auch körperliche Beschwerden wie Schwindel, Kopfschmerzen, Abgeschlagenheit, Probleme mit dem

Verdauungstrakt, übermäßiger Hunger bis hin zu richtigen Fressattacken und vieles mehr.

Der Nachtschreck (Pavor nocturnus)

Der Nachtschreck betrifft vor allem Kinder, kann aber auch stellenweise einen erwachsenen Menschen mit psychischen Schwierigkeiten heimsuchen. Bei dieser Störung der nächtlichen Ruhephase erwacht die betroffene Person scheinbar. Für Außenstehende ist zunächst kein Unterschied zwischen einem vollkommen wachen Menschen und einer Person mit Nachtschreck zu erkennen. Der Nachschreck ist gepaart mit schreien, wimmern, weinen oder sogar mit dem Umsichschlagen. Wichtig ist, dass man einen Menschen mit Nachtschreck niemals aufwecken sollte, denn er befindet sich zwischen einer Wach- und Schlafphase. Meist können sich die Betroffenen am nächsten Tag nicht mehr daran erinnern.

Die Alpträume bzw. Angstträume

Albträume kennt wohl jeder, egal, ob er unter Einsamkeit leidet oder nicht. Schwierig wird es dann, wenn diese nächtlichen Angstzustände regelmäßig auftreten und so die Ruhephasen nachhaltig stören. Typisch für einen Albtraum sind lebensbedrohliche Situationen. So werden viele Menschen in ihrem Angsttraum von wilden Tieren bedroht, von Fremden verfolgt, von Verbrechern überfallen oder stürzen von einer Klippe. Träume sind ein wichtiges Fenster in das Innere, beziehungsweise die Psyche eines Menschen. Jede Art einer bedrohlichen Situation kann dabei etwas völlig anderes bedeuten. So steht das „verfolgt werden" stellvertretend für eine Situation im wahren Leben, der Sie entkommen wollen. Das Kämpfen mit einem Löwen hingegen kann bedeuten, dass Sie sich der Situation stellen. Träumen Sie davon von giftigen Schlangen oder Spinnen umgeben zu sein, kann es darauf hinweisen, dass Sie sich schwierigen Aufgaben gegenübergestellt sehen, die Ihnen Angst machen (bewusst oder unterbewusst).

Wie wirken sich Schlafstörungen aus?

Sowohl zu viel Schlaf als auch zu wenig können weitreichende Folgen für den menschlichen Organismus haben. Sowohl psychische als auch physische Belastungen sind bei Menschen mit Schlafstörungen festzustellen, weshalb bereits Hippokrates sagte:

„Wenn Schlaf und Wachen ihr Maß überschreiten, sind beide böse. "

(Hippokrates)

Eine der harmlosesten Folgen einer gestörten Nachtruhe ist die Müdigkeit, die eng gepaart ist mit Konzentrationsschwächen sowie einer verringerten Produktivität. Die sogenannte Tagesschläfrigkeit ist geprägt von einem schlappen, müden, abgeschlagenen sowie matten Gefühl. Sie haben wenig Elan, was dazu führt, dass Sie Zuhause bleiben möchten und dadurch noch mehr in die soziale Isolation fallen. Aus medizinischer Sicht ist die Schläfrigkeit am Tag eine verminderte Aktivität des zentralen Nervensystems. Wie viel Schlaf jemand benötigt, hängt sowohl von den körperlichen Anstrengungen tagsüber ab, als auch von genetischen Veranlagungen und der Gewohnheit. Dennoch lässt sich ein durchschnittliches Muster erkennen, mit wie viel Schlaf eine Person am produktivsten ist:

Alter	Durchschnittlicher Schlafbedarf
6 - 13 Jahre	9 -11 Stunden
14 - 17 Jahre	8 -10 Stunden

Die Persönlichkeitsexperten

Alter	Durchschnittlicher Schlafbedarf
18 - 25 Jahre	7 - 9 Stunden
26 - 64 Jahre	7 - 9 Stunden
Ab 65 Jahren	7 - 8 Stunden

Ärzten und Schlafwissenschaftlern zufolge ist bereits eine einzige Nacht nötig, um sich einsam zu fühlen. Das lässt sich sogar auf andere Personen übertragen, denn der Anblick einer unausgeschlafenen, sich einsam fühlenden Person sorgt dafür, dass Sie sich selbst so fühlen. In einer Studie mit mehr als 5.000 Menschen untersuchte das Team rund um Dr. Lianne Kurian (Quelle: https://www.pharmazeutische-zeitung.de/ausgabe-452011/einsamkeit-macht-krank/) genau diese Ansteckungsgefahr. Zunächst kann eine Beziehung zwischen der Anzahl an engen Freunden und der Intensität der Einsamkeit hergestellt werden. Doch viel interessanter ist folgendes Ergebnis: Bezugspersonen werden durch die Einsamkeit einer Person angesteckt. Dies erfolgt sowohl durch das Erscheinungsbild des Betroffenen als auch durch dessen Ausdrucksweise, der Art sich zu artikulieren sowie den Verhaltensweisen.

Als noch schlimmer werden häufig die körperlichen Beschwerden empfunden. So sind Kopfschmerzen, übermäßiges Frieren oder Schwitzen, Verspannungen der Muskeln, müde Augen bis hin zu Sehschwierigkeiten, Verstopfungen und Probleme des Herz-Kreislauf-Systems keine Seltenheit. Spätestens, wenn Sie diese Folgen spüren, sollten Sie dringend etwas gegen Ihre gestörte Nachtruhe unternehmen!

Was hilft gegen Schlafstörungen?

Natürlich sollten Sie bei durch Einsamkeit bedingter Unruhe in der Nacht diese bekämpfen (mehr hierzu im Kapitel „Bekämpfen Sie Ihren Gegner!"). Dennoch können einige Tipps dazu beitragen das spezifische Problem der Schlafstörungen zu mindern.

Hinweis: Sollten Ihre nächtlichen Probleme trotz der nachfolgend beschriebenen Soforthilfen nicht verschwinden, sollten Sie dringend einen Arzt aufsuchen. Neben psychischen Auslösern können auch körperliche Probleme zu einer gestörten Nachtruhe führen.

1. Gewöhnen Sie sich feste Schlafenszeiten an. Hören Sie bei der Einführung sowohl auf Ihre innere Uhr, als auch auf den Ablauf Ihres Tages. Dabei ist die benötigte Schlafmenge zu beachten, die Sie der oberen Tabelle entnehmen können. Rechnen Sie genau aus, wann Sie in der Früh aufstehen und demzufolge um welche Uhrzeit Sie ins Bett gehen sollten.

2. Sorgen Sie für eine angenehme Temperatur in Ihrem Schlafzimmer und ein bequemes Bett. Die meisten Menschen schlafen bei 18-22 Grad Celsius am besten. Ob harte oder weiche Matratze, eine hohe Kopfposition oder das flache Liegen, mit oder ohne Decke - Probieren Sie verschiedene Varianten aus, um die für Sie optimalen Bedingungen schaffen zu können.

3. Abends sollten Sie weder Kaffee noch Alkohol trinken. Zudem schlafen viele Menschen sehr schlecht, wenn sie einen extrem vollen Magen oder einen leeren Magen haben. Zwischen dem Abendessen und dem Zubettgehen sollten deshalb etwa 2 Stunden liegen.

4. Feste Rituale am Abend helfen nicht nur Kindern, sondern auch Erwachsenen. Das kann sowohl das Lesen eines Buches, als auch ein entspannendes Bad, das Eincremen

nach dem Duschen oder das Lauschen eines Hörbuches sein. Vermeiden sollten Sie hingegen kurz vor dem Schlafengehen TV zu sehen.

5. Vermeiden Sie eine negative Konditionierung! Viele Menschen machen den Fehler sich selbst einzureden, dass sie in dieser Nacht garantiert wieder nicht schlafen werden. Besser ist es, das Schlafen ganz entspannt zu sehen und sich keinen Druck zu machen. Bedenken Sie dabei, dass unser Geist oftmals unseren Körper unterbewusst beeinflusst oder sogar steuert.

Negative Gefühle sowie am Tag Erlebtes sollten Sie vor dem Schlafengehen Revue passieren lassen. So vermeiden Sie, dass sich Ihre Gedanken noch im Bett um dieses Thema drehen. Hilfreich kann auch eine Meditation oder progressives Training sein.

Depressionen

Ungeliebt, ausgeschlossen und alleingelassen - So beschreiben die meisten Betroffenen das Gefühl der Einsamkeit. Doch sie ist noch viel mehr. Sich einsam zu fühlen kann das erste Warnsignal von Depressionen sein. Vor allem, wenn Sie sich bereits in der dritten Phase der Einsamkeit befinden (sehen Sie im Kapitel „Die Phasen der Einsamkeit" nach), sollten Sie sich schnell Hilfe suchen, um einer schwerwiegenden Depression aus dem Weg zu gehen.

Was ist eine Depression?

Unter einer Depression verstehen Mediziner und Therapeuten eine psychische Erkrankung, die sich durch eine negative Lebenseinstellung äußert. Depressive Personen sind häufig müde, können sich an nichts erfreuen, leiden unter Appetitlosigkeit und sehen die Welt eher schwarz. Zudem denken sie über vieles nach ohne dabei zu einer Lösung zu kommen. Im Gegensatz zu einem gesunden Menschen, der sich ebenfalls ab und zu wie oben beschrieben auch schlecht fühlen kann, dauert eine Depression über einen langen Zeitraum hinweg an ohne Aussicht auf Besserung. Es wird zwischen folgenden Stufen unterschieden:

1. Die Phasen der Einsamkeit

2. Depressive Episode

3. Rezidivierende depressive Störung

4. Anhaltende, affektive Störungen

5. Sonstige affektive Störungen

Je nach Schweregrad erfolgt eine ambulante, lockere oder eine stationäre, intensive Behandlung. Dabei gilt - wie bei allen psychischen Erkrankungen - dass der erste Schritt zur Besserung die Einsicht ist.

In Deutschland leiden in etwa 5% der Einwohner an Depressionen, was mehr als 4 Millionen Menschen sind. Dabei kann davon ausgegangen werden, dass die Dunkelziffer signifikant höher ist, denn noch immer fällt es vielen Menschen schwer, die eigenen Gefühle beziehungsweise Probleme zuzugeben. Frauen leiden doppelt so häufig an Depressionen wie Männer. (Quelle: https://www.neurologen-und-psychiater-im-netz.org/psychiatrie-psychosomatik-psychotherapie/erkrankungen/depressionen/was-ist-eine-depression/) Einmal von einem Arzt erkannt und diagnostiziert sind die Heilungschancen sehr gut. Ganze 80 Prozent aller Betroffenen Personen können - unabhängig von Alter, Geschlecht oder sozialer Situation - dauerhaft geheilt werden.

Kommt zuerst die Einsamkeit oder die Depression?

Ob die Depression nun vor der Einsamkeit da war oder die Einsamkeit Ursache für die Depression darstellt, kann von Fall zu Fall unterschiedlich sein. Verschiedene Forschungen ergaben jedoch, dass es durchaus einen Zusammenhang zwischen beiden Gefühlen gibt und sich beide gegenseitig beeinflussen. So fühlen sich einsame Menschen alleine, ziehen sich zurück und leiden unter einer sozialen Isolation. Fatal, denn der sonst sehr sozial geprägte Mensch benötigt den Austausch mit anderen Individuen um gesund zu bleiben. Beschäftigen Sie sich immer nur alleine mit einer eventuell schwierigen Lebenssituation, können Sie schnell in eine negative Lebenseinstellung hineingeraten, die in einer Depression mündet. Anders herum ziehen sich auch Menschen mit Depressionen zurück und fühlen sich antriebslos. Die Welt sowie dessen Bewohner werden als negativ empfunden, was dazu führt, dass sich die betroffene Person zu niemanden mehr zugehörig fühlt, beziehungsweise niemanden mehr vertraut. Einsamkeit ist die Folge.

Welche Anzeichen sind für Depressionen typisch?

Der Weg hin zu einer schwerwiegenden Depression ist lang, was die Frühdiagnostik sehr einfach macht. Typische Beschwerden sind Kopf- sowie Bauchschmerzen, Missmutigkeit, Reizbarkeit, Angstzustände, Appetitlosigkeit, negative Denkweisen, Müdigkeit, Schlafstörungen und natürlich das Gefühl alleingelassen zu sein.

Da etliche Symptome ein körperliches Erscheinungsbild haben, werden während der Diagnostik verschiedene organische Probleme ausgeschlossen. Sollten Sie feststellen, dass Sie mehr und mehr in die Einsamkeit rutschen, sollten Sie deshalb unbedingt einen Arzt aufsuchen.

Wie werden Depressionen behandelt?

Durch eine gute Zusammenarbeit zwischen Therapeut und Patient lassen sich depressive Verstimmungen schnell beheben. Wichtig dabei ist, nachhaltig zu arbeiten, denn in mehr als 50% der Fälle kommen Depressionen wieder. Ob Sie sich in eine ambulante Therapie begeben oder in eine entsprechende Klinik gehen, ist abhängig von der Schwere sowie der Art der Depression. Ihr Arzt kann Sie bei dieser Entscheidung auf jeden Fall beraten. Im Großen und Ganzen lässt sich die Therapie in folgende Phasen einteilen:

1. **Akuttherapie**

   Wie der Name schon vermuten lässt, beginnen Sie diese Therapie in der akuten Phase der Depression und führen diese durch, bis die heftigsten Symptome abgeschwächt sind. In den meisten Fällen dauert diese Phase der Genesung etwa vier bis acht Wochen an, wobei sowohl eine stationäre als auch ambulante Therapie infrage kommt. Viele Betroffene erhalten auch Medikamente, um die schlimmsten Symptome erstmal zu beheben. Doch Vorsicht: Eine medikamentöse Einnahme von Psychopharmaka ist keinesfalls ein Ersatz für eine Therapie. Bei der Beratung kann Ihnen Ihr Arzt weiterhelfen, Sie über die Vorgehensweise der Behandlung, die Risiken der Einnahme dieser Medikamente und alle weiteren Fragen informieren.

2. Erhaltungstherapie

Die zweite Phase der Behandlung schließt nahtlos an die Akuttherapie an. Während dieser Sitzungen werden Sie Ihren neuen Lebensmut und Ihre emotionale Verfassung weiter stabilisieren, sodass Sie ohne Probleme den stressigen Alltag schaffen. Hier geht es vor allem auch darum, wieder neue soziale Kontakte knüpfen zu können, sodass Sie die Einsamkeit überwinden können. Zudem werden Sie lernen, mögliche Anzeichen für einen Rückfall in die Depression zu erkennen und dementsprechend zu reagieren.

3. Rezidivprophylaxe oder auch Wiedererkrankungsvorsorge

Sobald sich Ihre psychische Verfassung wieder stabilisiert hat, gehen Sie in die Rezidivprophylaxe über. Ziel ist es, langfristig zu verhindern, dass Sie erneut in die Krankheitsphase zurückverfallen. Sie werden Techniken erlernen, um sich nachhaltig gut, zufrieden und glücklich zu fühlen. Schritt für Schritt werden die Abstände zwischen den Therapiesitzungen größer, sodass Sie alleine zu sich selbst finden können, Zeit für Freunde und Familie haben.

Der wichtigste Punkt auf dem Weg zur Genesung ist, die Einsicht und der Mut Ihrer Emotionen zuzugeben. Vielen betroffenen

Personen hilft ein fester, detaillierter Tagesplan, regelmäßige sportliche Aktivitäten in der Gruppe, das Führen eines Tagebuches sowie Meditationseinheiten. Getreu dem folgenden Motto, ist es immer hilfreich auf andere (Familie oder Freunde zuzugehen), mit Ihnen zu reden und sich so dazugehörig zu fühlen.

„Keiner hatte größere Probleme mit Jimmy als Jimmy. Man spürte, wie die Einsamkeit aus ihm herausströmte, und sie haute einen um wie eine Welle."

Mercedes McCambridge

Die Einsamkeit ist demnach ein sehr subjektives Empfinden, welches nur in den seltensten Fällen auf einer wahren Isolation beruht. Ganz im Gegenteil: Freunde und Familie spüren, wenn es Ihnen nicht gut geht und sorgen sich. Sie - lieber Leser - sind nicht alleine, sondern grenzen sich selbst aus. Und ein von einem Individuum gemachtes Problem, kann auch nur von diesem Individuum wieder behoben werden.

Erkrankungen des Herz-Kreislauf-Systems

Unser Körper ist sehr komplex und schon längst weiß man, dass die physische Gesundheit von der psychischen (umgekehrt natürlich genauso) abhängt. Ärzte sind sich deshalb einig: Die Einsamkeit ist nicht nur eine Belastung für Ihre Seele, sondern auch für Ihren Körper. Schlaganfälle sowie Herzinfarkte sind bei einsamen Personen immer häufiger anzutreffen. Fatal, immerhin kann das recht schnell zum Tode führen.

Wieso beeinflusst die Einsamkeit den Körper so stark?

Bei der Frage nach dem Wieso gibt es etliche Gründe, die hier aufgezählt werden können. Das Hauptaugenmerk liegt dabei aber vor allem auf dem Verhalten einsamer Personen. Sie sorgen sich weniger um sich selbst, bewegen sich nicht ausreichend, essen und schlafen nicht gut. In einer groß angelegten Auswertung verschiedener Studien seitens der Universität York konnte festgestellt werden, dass etwa 2,6 Prozent der Teilnehmer einen Herzinfarkt erlitten und circa 1,7 Prozent einen Schlaganfall. Das sind insgesamt rund 8.000 Personen die nachweislich unter starken gesundheitlichen Folgen ihrer Einsamkeit leiden.

Welche Symptome hat ein Schlaganfall?

Während eines Schlaganfalls werden Teile des Gehirns kaum noch mit Blut sowie Sauerstoff versorgt. Je nach Dauer und Intensität sterben dabei Nervenzellen ab, die für Bewegung, Sprache, etc. zuständig sind. Ein schnelles Handeln ist bei einem Schlaganfall deshalb ein Muss. Es lassen sich zwei verschiedene Arten von Schlaganfällen unterscheiden:

1. Ischämischer Schlaganfall (Gefäßverschluss)
   Dies ist der am häufigsten auftretende Schlaganfall, bei dem ein Blutgerinnsel ein Gefäß verstopft. Körperliche Ursache hierfür ist eine Arterienverkalkung, die sich über einen langen Zeitraum hinweg bildet. Blutgerinnsel sowie Verkalkungen kommen meist durch schlechte Ernährung zustande.

2. Hämorrhagischer Schlaganfall (Hirnblutung)
   Bei einer Hirnblutung werden Gefäße im Gehirn selbst verletzt. Dies geschieht im Regelfall durch einen Sturz oder einen Schlag auf den Kopf. Das austretende Blut sorgt für einen starken Druck, was wiederum dazu führt, dass die Kapillaren (feine Gefäße) gequetscht werden.

Viel wichtiger als die Arten der Schlaganfälle sind allerdings die Symptome. Bemerken Sie folgende Anzeichen, sollten Sie schnellstens den Notarzt rufen, denn eine sofortige Behandlung könnte Ihr Leben retten:

- Halbseitige Lähmung

- Gefühlsstörung im Gesicht, Arm oder Bein

- Probleme beim Sprechen

- Probleme beim Verstehen anderer Menschen

- Sehstörungen

- Unsicherheiten beim Gehen

- Schwindel, Übelkeit, Erbrechen

- Plötzlich auftretende Kopfschmerzen

Der Arzt wird dann versuchen die Versorgung der betroffenen Gehirnteile so schnell wie möglich wiederherzustellen. Zudem werden Sie Reha-Therapien durchlaufen, um die oben beschriebenen Symptome/Folgen wieder auszugleichen.

Welche Symptome sind bei einem Herzinfarkt zu sehen?

Im Gegensatz zum Schlaganfall kommt es bei einem Herzinfarkt zu einem Verschluss der Herzgefäße. Auch hier ist die Hauptursache die Verkalkung der Gefäße. Herzinfarkte sind häufig tödlich, denn durch einen Stillstand wird die komplette Blutversorgung Ihres Körpers gestört. Der Herzinfarkt ist einer der häufigsten Todesursachen, weshalb Sie besonders sensibel sein und sofort den Notarzt rufen sollten, wenn Sie folgende Symptome bemerken:

- Starke Schmerzen in der Brust, die bis in die Schultern sowie den Nackenbereich ausstrahlen können. Betroffene Personen verspüren häufig einen stechenden Schmerz im linken Arm.

- Ein extremes Engegefühl in der Brust, wodurch Atemnot und Panik entsteht.

- Ein heftiges Brennen im kompletten Oberkörper

- Plötzliche Übelkeit, die keinen erkennbaren Grund hat

Zur Behandlung bekommen betroffene Personen starke Medikamente, die die Gefäße erweitern, sodass das Blut wieder ungestört fließen kann und sich keine Blutgerinnsel bilden. Bei starken Verengungen wird ein Katheter eingesetzt, der dafür sorgt, dass sich die Blutgefäße erweitern. Zudem bekommen Menschen mit wiederkehrendem Herzinfarkt einen Herzschrittmacher eingesetzt, der im Notfall dafür sorgt, dass das Blut weitertransportiert und ein Tod damit abgewandt werden kann.

Was können Sie zur Vorsorge tun?

Die Prävention oder auch Vorsorge ist sehr einfach und kann von jedem gut umgesetzt werden: Leben Sie bewusst und gesund. Sorgen Sie dafür, dass es Ihnen sowohl seelisch als auch körperlich gut geht. Mit einer ausgewogenen Ernährung und ausreichend Bewegung werden schon die größten Risikofaktoren gelindert. Zudem sollten Sie mithilfe der in diesem Buch beschriebenen Tricks dafür sorgen, dass Sie aus der sozialen Isolation beziehungsweise dem damit verbundenen emotionalen Stress herauskommen. (Siehe Kapitel: „Bekämpfen Sie Ihren Gegner!")

Suchtverhalten (Alkohol, Drogen, Anorexie, etc.)

Jeder kennt sie und fast jeder hat sie schon einmal durchlebt: Die Sucht. Als „Trostspender" ist sie einer der gefährlichsten Folgen der Einsamkeit, denn einmal in einem Suchtverhalten gefangen, kommen viele Menschen nicht oder nur schwer wieder heraus. In diesem Kapitel möchten wir darauf eingehen, was das Suchtverhalten so gefährlich macht und wieso es viele einsame Menschen betrifft.

Was versteht man unter einem Suchtverhalten?

Die Sucht ist eine anerkannte Erkrankung, die von der Weltgesundheitsorganisation wie folgt beschrieben wird: Beim Suchtverhalten handelt es sich um eine chronische oder periodische Berauschung, die durch die Einnahme einer natürlichen oder synthetischen Droge entsteht. Dabei fühlt sich der Abhängige in einem für sich angenehmen Bewusstseinszustand, der durch das Aktivieren des Belohnungszentrums im Hirn hervorgerufen wird. Im Grunde lassen sich zwei Suchtarten unterscheiden:

1. **Die substanzgebundene Sucht**
   Hierbei wird die Befriedigung durch die Einnahme verschiedener Substanzen hervorgerufen, die legal oder illegal sein können. Zu den legalen Suchtmitteln gehören beispielsweise Zigaretten, Medikamente, Kaffee oder auch Alkohol. Illegale Suchtmittel sind verschiedene Drogen wie LSD, Kokain, Haschisch, Ecstasy, etc.

2. **Die handlungsbezogene Sucht**
   Bei der handlungsbezogenen Abhängigkeit werden gewisse Tätigkeiten ausgeführt, die Botenstoffe produzieren und das Belohnungssystem im Gehirn aktivieren. Dazu gehören

beispielsweise Anorexie, Spielsucht, unkontrolliertes Essen, Sexsucht, zwanghaftes Putzen/Waschen und vieles mehr.

Demnach hat nahezu jeder Mensch irgendein geartetes Suchtverhalten, denn schon der Kaffee am Morgen kann als Abhängigkeit bezeichnet werden, wenn Sie ohne Kaffee benommen, nicht leistungsfähig und gereizt sind. Nachfolgend finden Sie eine Grafik, die die Aufteilung der Abhängigkeit in Deutschland darstellt.

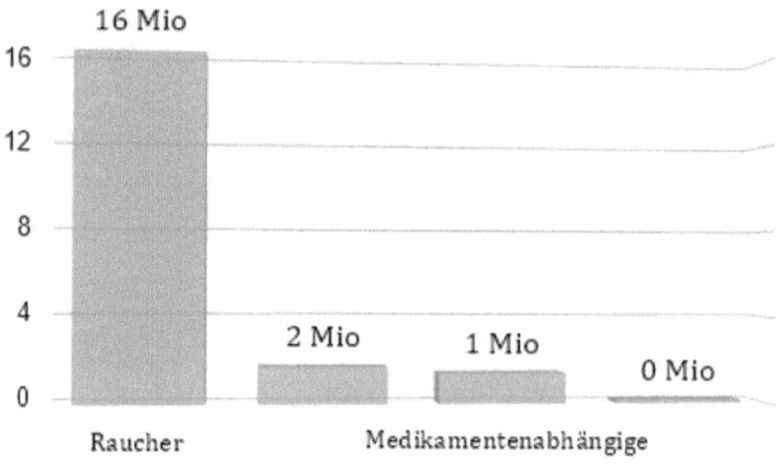

Verteilung der Suchtkranken in Mio.

(Quelle: https://www.neurologen-und-psychiater-im-netz.org/psychiatrie-psychosomatik-psychotherapie/stoerungen-erkrankungen/suchterkrankung-stoffgebunden/was-ist-sucht/)

Wie entsteht eine Sucht und wieso ist sie so gefährlich?

Eine Sucht ist keine Folge eines bestimmten Traumas, sondern vielmehr ein Zusammenspiel verschiedener Begebenheiten, die sich in der Vergangenheit ereignet und die Psyche des Betroffenen belastet haben. Es handelt sich also um eine Art Puzzle, das sich über mehrere Jahre hinweg zusammensetzt. Die Einsamkeit trägt einen großen Teil dazu bei, denn sie setzt sich aus vielen Belastungen zusammen (Gefühl nicht geliebt zu werden, allein zu sein, sich niemanden anvertrauen zu können, etc.). Bei der Entstehung einer Abhängigkeit spielen verschiedene Aspekte eine Rolle:

- Die Art des Suchtmittels

- Das soziale Umfeld, in dem Sie leben

- Die Persönlichkeit des Konsumenten

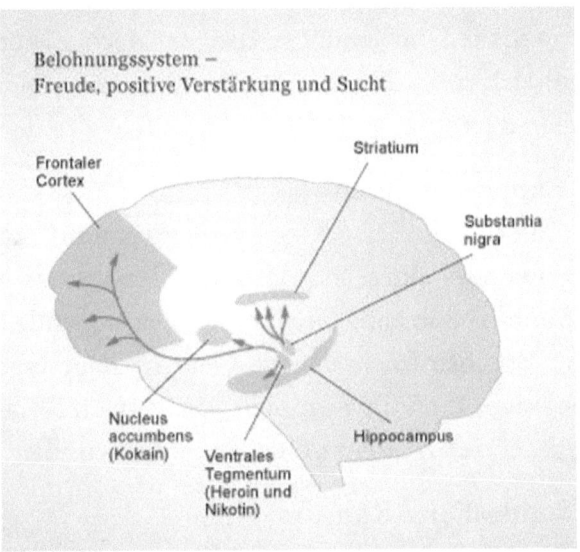

Während Sie sich in der Einsamkeit befinden, werden Sie nach etwas suchen, das Sie aus diesem Loch herausholt. Sie möchten Bestätigung erhalten oder das einsame Gefühl einfach vergessen. Beste Voraussetzungen, um sich in einem Suchtverhalten zu verlieren, denn durch den Konsum wird der frontale Cortex bzw. das dortige Belohnungszentrum des Gehirns stimuliert. Das hat zur Folge, dass Sie sich zumindest für kurze Zeit glücklich und zufrieden fühlen. Das Fatale: Je länger und intensiver Sie der Sucht nachgehen, desto kürzer werden die Abstände in denen Sie das Suchtmittel konsumieren oder das Suchtverhalten ausführen müssen. Anstatt also aus dem Loch der Einsamkeit herauszukommen, stürzen Sie immer weiter in ein viel schwerwiegenderes Problem.

Im Allgemeinen kann man den Prozess bis zum Suchtverhalten wie folgt darstellen. Bitte beachten Sie, dass sich jede Abhängigkeit etwas anders verhält und dementsprechend auch der Weg dorthin unterschiedlich schnell/stark ablaufen kann:

1. **Das Kennenlernen**

   Beim Kennenlernen wird der erste Kontakt zum Suchtverhalten beziehungsweise der Droge hergestellt. Sie setzen sich mit diesem auseinander und finden langsam Gefallen daran.

2. **Das Experimentieren**

   Wie alles im Leben ist das Experimentieren oder Ausprobieren eines bestimmten Verhaltens oder einer bestimmten Substanz meist sehr aufregend. Es werden etliche Botenstoffe in Ihrem Gehirn freigesetzt, die Ihnen ein positives Gefühl vermitteln. Bei einigen Drogen geht das Experimentieren direkt in die Abhängigkeit über.

3. **Der kontrollierte Konsum**

   Beim kontrollierten Konsum haben Sie die Einnahme/das Durchführen der Sucht meist noch recht gut im Griff. Zwar haben Sie schon jetzt das Verlangen danach, allerdings können Sie selbst noch entscheiden, wann und wo sie es konsumieren/ausführen.

4. **Der problematische Konsum**

   Beim problematischen Konsum werden die ersten Nebenwirkungen einer zunehmend unkontrollierten Sucht sichtbar. Neben dem immer häufigeren Verlangen danach, sind auch Veränderungen im Verhalten zu erkennen. Sie rutschen noch weiter in die soziale Isolation.

5. **Die völlige Abhängigkeit**
In dieser Phase benötigen Sie schnellstmöglich professionelle Unterstützung, denn Sie selbst haben jegliche Kontrolle über Ihr Verhalten verloren. Körperliche Entzugserscheinungen bei Abstinenz werden sichtbar, ein starker innerer Drang ist zu verspüren, die Abkapselung des sozialen Umfelds findet statt und das Leben gerät völlig aus den Bahnen.

Sollten Sie die Befürchtung haben, Sie oder ein Freund ist auf dem besten Weg in die Abhängigkeit, können Sie auf folgende Symptome achten:

- Ein starker Wunsch oder sogar Zwang zu konsumieren oder das Suchtverhalten auszuführen

- Die Kontrolle über das Verlangen wird zunehmend unkontrollierter

- Wird dem Verlangen nicht nachgegeben, werden Entzugssymptome sichtbar (Gereiztheit, Stimmungsschwankungen, Übelkeit, etc.)

- Die Ausführung der Sucht wird immer mehr und öfter benötigt

- Es kommt immer mehr zur Vereinsamung bzw. zum Rückzug vom sozialen Leben

Welche Folgen entstehen aus einer Abhängigkeit?

Die Folgen, die aus einer Sucht heraus entstehen können, können abhängig von dessen Intensität recht unterschiedlich ausfallen. Wird eine Abhängigkeit nicht behandelt, so kann Sie von Depressionen, körperlichen Erkrankungen bis hin zum Tod bzw. Selbstmord führen. Jährlich kommen etwa 40.000 Menschen durch eine Alkoholerkrankung ums Leben und etwa 1.500 Personen aufgrund von Drogenmissbrauch.

In abgeschwächter Form können soziale Konsequenzen entstehen. So ziehen sich viele Suchtkranke immer mehr zurück, bauen sich ihre eigene Welt und lügen ihre Mitmenschen viel an. Natürlich hat das auch eine Gegenreaktion zur Folge, denn auch Ihre sozialen Kontakte werden sich peu a peu von Ihnen distanzieren.

Wo bekommen betroffene Menschen Hilfe und wie wird therapiert?

Die meisten Menschen mit einer Abhängigkeit benötigen eine professionelle Therapie, wobei im Regelfall die absolute Abstinenz zum Suchtmittel das Ziel ist. Dabei können weder Angehörige noch Freunde, Ärzte oder Therapeuten den Betroffenen dazu zwingen. Vielmehr muss eine persönliche Motivation bestehen, die den suchtkranken Menschen selbst dazu antreibt. Während dieser Therapie zeigt sich, dass der Gebrauch von Suchtmitteln bzw. ein Suchtverhalten dazu verwendet wird, ein anderes, viel tiefergreifendes Problem zu überdecken.

Befürchten Sie unter einer Abhängigkeit in welcher Form auch immer zu leiden, dann haben Sie immer eines im Hinterkopf: Sie sind nicht allein, sondern können sich jederzeit Hilfe suchen. Denn nur, wer sich helfen lässt, verfügt über wahre Stärke!

Als erste Vertrauensperson kann der Hausarzt, ein Seelsorger, ein Psychotherapeut, Heilpraktiker oder Psychologe helfen.

Anschließend wird es für Sie in eine ambulante oder stationäre Therapie gehen. Dabei wird NIEMALS etwas über Ihren Kopf hinwegentschieden. Vielmehr besprechen Sie gemeinsam mit Ihrem Arzt/Therapeuten welche Variante die Richtige für Sie ist.

BEKÄMPFEN SIE IHREN GEGNER

Einsamkeit ist ein weitverbreitetes Problem in unserer Gesellschaft, das jährlich mehr und mehr Menschen betrifft. Dabei handelt es sich nicht mehr nur um die reine Altersvereinsamung, sondern erstreckt sich über alle Altersgruppen hinweg, wie bereits oben schon erläutert wurde. Da es zu schwerwiegenden Folgen wie Depressionen, Suchtverhalten, Problemen mit dem Herz-Kreislauf-System und vielem mehr kommen kann, ist es immer gut, schon die kleinsten Anzeichen ernst zu nehmen. Doch wie können Sie selbst dagegen vorgehen, beziehungsweise die Vereinsamung im Voraus bereits verhindern? In diesem Kapitel soll genau darauf eingegangen werden. Wahrscheinlich ist dieser Abschnitt der wohl wichtigste Punkt dieses eBooks für Sie. Denken Sie bei der Umsetzung immer daran, dass Sie es sich selbst schuldig sind, sich gut zu fühlen, dass Sie nicht alleine sind, dass Sie selbst Zeit für sich benötigen!

Tipp 1: Sie selbst sind Ihr bester Freund - Selbstliebe erlernen

Von kleinauf lernen wir mit anderen respektvoll, zuvorkommend und höflich umzugehen. Doch an uns selbst nörgeln wir herum und sind viel zu kritisch. Ein gesellschaftliches Problem, dass sowohl Männer als auch Frauen kennen. Wieso ist uns niemals gut genug, was wir selbst machen? Wieso finden wir immer etwas, das uns an uns selbst nicht passt? Wieso können wir nicht einfach mal verständnisvoll mit uns selbst umgehen? Selbstliebe ist ein fundamentaler Baustein, um glücklich zu werden. Nur, wer sich selbst akzeptiert, der kann auch positive Eigenschaften im Alleinsein finden und das hat einen ganz bestimmten Grund: Sind Sie allein, so sehen Sie sich gezwungen sich mit sich selbst zu beschäftigen, mit dem eigenen Leben und mit den eigenen Fehlern. Wer es dabei nicht schafft, positiv zu denken, der fällt schnell in ein Loch. In diesem Kapitel möchten wir auf Strategien eingehen, die Ihnen dabei helfen, zu sich selbst zu finden, sich so zu akzeptieren wie Sie sind und sich selbst Ihr bester Freund zu sein.

Was ist Selbstliebe eigentlich genau?

Selbstliebe bedeutet nichts anderes, als zu sich selbst eine liebevolle Beziehung zu haben. Dabei ist es ganz klar vom Egoismus zu trennen, denn obwohl Sie selbst Ihr bester Freund sind, können Sie dennoch rücksichtsvoll und emphatisch mit anderen umgehen. Ganz im Gegenteil sogar: Nur wenn Sie selbst glücklich leben, können Sie für andere Personen da sein und sich liebevoll auch um diese kümmern. Es gibt etliche Ratgeber für Selbstliebe auf dem Markt und doch haben alle etwas gemeinsam - Die Ziele, die Sie mit der Liebe zu Ihrer eigenen Person erreichen werden:

- Sie werden darauf achten, dass es Ihnen gut geht

- Sie kennen Ihre eigenen Bedürfnisse und achten darauf, dass diese gestillt werden

- Sie gehen liebevoll sowie respektvoll mit sich selbst um

- Sie können sich selbst Fehler verzeihen und lernen aus diesen

Eng mit der Selbstliebe verbunden ist das Selbstwertgefühl, das Ihnen Vertrauen, Sicherheit und Selbstbewusstsein gibt. Um herauszufinden, ob Sie über ausreichend Selbstliebe verfügen, können Sie die folgenden Fragen nutzen:

- Erlauben Sie sich selbst, glücklich und frei zu sein?

- Benötigen Sie bestimmte, materielle Dinge, um sich gut zu fühlen?

- Denken Sie bestimmte Dinge tun zu müssen, um gut zu sein?

- Geben Sie sich selbst häufig die Schuld, wenn etwas nicht gut klappt?

- Haben Sie Probleme damit, Ihre Fehler vor anderen zuzugeben?

- Misstrauen Sie Ihren eigenen Fähigkeiten und Ihrer eigenen Persönlichkeit?

- Schauen Sie sich ungern im Spiegel an?

Können Sie mindestens drei dieser Fragen mit einem klaren „Ja" beantworten (beziehungsweise die erste Frage mit einem „Nein"), dann sollten Sie dringend daran arbeiten, sich selbst zu lieben.

Wie finden Sie zu mehr Selbstliebe?

Bevor wir auf konkrete Maßnahmen zum Erlernen der Selbstliebe eingehen, soll an dieser Stelle nochmals gesagt werden, dass Sie nicht schuld daran sind, dass Sie sich selbst nicht annehmen können. In den meisten Fällen ist der Hass gegen Ihre eigene Person auf Probleme beziehungsweise der Erziehung in Ihrer Kindheit zurückzuführen. Schon von klein auf lernen wir, dass es wichtiger ist, auf andere zu achten. Wir sollen uns selbst immer verbessern, aber mit Drittpersonen verständnisvoll und nachsichtig umgehen. Das nagt auf Dauer an der Fähigkeit uns selbst lieben zu können.

1. **Lernen Sie sich selbst kennen!**

   Ein Kernpunkt, um sich selbst lieben zu lernen, ist zu wissen, wer Sie eigentlich sind. Dabei geht es darum, wie Sie sich selbst sehen. Nicht nur die guten Seiten, sondern auch die „schlechten" Facetten Ihres Charakters. Liebe ist etwas Vollkommenes. Sie unterscheidet nämlich nicht zwischen guten und schlechten Zügen einer Person. Vielmehr lieben wir eine Person in ihrer Gesamtheit. Während des Erlernens sich selbst der beste Freund zu sein, sollten Sie auch lernen, sowohl die guten als auch die schlechten Seiten Ihrer Person annehmen zu können.

2. Zeigen Sie Mitgefühl sich selbst gegenüber!

Die eigenen Fehler und Schwächen sollten akzeptiert anstatt kritisiert werden. Sie machen Sie zu dem, was Sie sind und so wie Sie sind, sind Sie gut! Hierzu gehört auch, dass Sie mit sich selbst Geduld haben. Nicht jeder Mensch kann bestimmte Dinge gleich gut! Brauchen Sie für eine Aufgabe etwas mehr Zeit, erledigen Sie die nächste dafür doppelt so schnell und besser als andere Personen.

3. Loben Sie sich selbst!

In unserer heutigen Gesellschaft kommt das eigene Lob viel zu kurz. Häufig werden wir dann als „arrogant" oder „eingebildet" abgestempelt. Dabei ist das Lob für die eigenen Taten immens wichtig, um sich selbst gut zu fühlen und zu mehr Selbstbewusstsein zu finden.

4. Verbannen Sie schlechte Gedanken!

Schluss ist mit der eigenen Kritik an sich selbst - Egal, ob Sie Ihren Körper oder Ihren Charakter immer wieder bemängeln. Sagen Sie sich, dass Sie gut sind, so wie Sie sind und lassen Sie sich nicht mehr von schlechten Gedanken entmutigen. Zu diesem Punkt gehört es auch, sich selbst nicht mehr von bestimmten Zielen abzuhalten. Vielmehr sollten Sie auf sich vertrauen und sich selbst immer wieder sagen: „Ja, ich kann das und ich werde es schaffen!".

5. Schenken Sie sich ein Lächeln!

Wann immer Sie sich in einem Spiegel sehen, sollten Sie sich ein Lächeln schenken. So werden Sie nicht nur lernen, Ihr eigenes Spiegelbild gern zu haben, sondern finden auch ganz automatisch zu einer positiven Ausstrahlung, was sich wiederum auf Ihre Mitmenschen auswirkt.

6. Gönnen Sie sich jeden Tag eine Kleinigkeit!

Hier geht es nicht darum, sich jeden Tag neue Klamotten, ein neues Handy oder etwaige andere hochpreisige Dinge zu kaufen. Vielmehr sollen Sie ein Bewusstsein dafür erlangen, was Ihnen guttut. Während das bei einigen Menschen ein leckerer Kaffee ist, lieben es andere Personen einfach eine Weile in der Badewanne zu liegen oder eine Runde spazieren zu gehen. Diese Wünsche ändern sich von Tag zu Tag. Hören Sie auf sich selbst und tun Sie sich etwas Gutes. Dabei sollten Sie sich auch immer wieder bewusst machen, dass Sie das verdient haben. Sagen Sie sich selbst den Satz: „Heute gönne ich mir ...., weil ich es verdient habe und mich selbst liebe!". Dabei sollten Sie mindestens 15 Minuten Zeit haben, denn das Gönnen muss eine bewusste Auszeit für Sie sein.

7. Lernen Sie Gewohnheiten, die Ihnen guttun, und machen Sie sich diese bewusst!

Jeder von uns hat Gewohnheiten (Aufstehen, Zähneputzen, Duschen, Essen, etc). Denken wir genauer darüber nach, so sind das alles Tätigkeiten, die uns, beziehungsweise unserem Körper guttun. Sie verhelfen uns zu Gesundheit und Wohlbefinden. Wieso also machen wir uns das nicht bewusst? Eigenen Sie es sich an, die kleinen Dinge des Alltags zu schätzen und sagen Sie sich „Ich esse jetzt etwas Leckeres, weil mir das gut tut!" Oder „Ich putze mir die Zähne, weil ich gesund bleiben möchte!".

8. Geben Sie sich Halt und Zuversicht!

Vertrauen und die gegenseitige Unterstützung ist einer der zentralen Säulen zwischenmenschlicher Beziehungen. Also wieso vertrauen wir nicht auf unsere eigenen Fähigkeiten? Wieso geben wir uns nicht selbst den Halt, den wir von anderen erwarten? Je nachdem, in welcher Intensität sich Ihre eigenen Zweifel äußern, müssen Sie bei diesem Punkt mit kleinen Schritten beginnen. Vertrauen Sie darauf, dass Ihre Entscheidungen gut sind und verbringen Sie peu a peu mehr Zeit mit sich selbst. Nur Sie allein können sich selbst den Halt geben, den Sie benötigen!

9. Verwirklichen Sie Ihre Träume!

Sie haben einen Traum, aber bisher noch nicht den Mut, diesen auch wirklich in die Wirklichkeit umzusetzen? So geht es vielen Menschen! Wir sind geprägt von einem inneren Mantra, das uns sagt „Man muss auch Träume haben!". Ja, das stimmt, aber man muss diese Träume auch umsetzen. Sie sind es sich selbst schuldig, Ihren Träumen nachzujagen und alles dafür zu geben, um sie wahr werden zu lassen. Geht nicht, gibts nicht! Auch, wenn es noch so fern scheint, ist es die Reise und die Anstrengung wert.

Wieso entsteht Selbsthass und wieso ist das so gefährlich?

Obwohl jeder einzelne Mensch liebenswert ist, so liegt es dennoch in unserer Natur, an uns zu zweifeln. So zumindest die weitläufige Meinung. Tatsächlich ist es aber so, dass die Selbstzweifel eine Gewohnheit sind, die wir uns im Laufe unseres Lebens aneignen. Meist liegen die Ursachen hierfür in unserer frühen Kindheit:

Jedes Kind, das zur Welt kommt, geht davon aus, dass es liebenswert ist. Babys denken nicht darüber nach, was sie tun oder womit sie eventuell jemanden verärgern können. Dennoch werden wir noch heute dazu erzogen, nur dann Liebe zu erhalten, wenn wir uns ein bestimmtes Verhalten aneignen. Das heißt, dass wir bei „liebem" Verhalten mit Liebe belohnt werden und bei „bösen" Verhaltensweisen die Liebe entzogen bekommen. Eine fatale Methode für unser Selbstwertgefühl welche impliziert, dass nicht wir selbst, sondern nur unsere Taten liebenswert sind.

Was macht Selbstliebe mit uns und den Menschen um uns herum?

Haben Sie sich einmal von dem Muster der Selbstzweifel gelöst, so können Sie nicht nur an sich einige Veränderungen feststellen, sondern werden auch merken, dass andere Personen reagieren. Hier finden Sie sechs positive Auswirkungen der Selbstliebe auf uns sowie unser Umfeld:

1. **Selbstliebe macht attraktiv**

   Da Sie ausgeglichener sein werden und im Allgemeinen eine positive Wirkung ausstrahlen, werden andere Personen gerne mit Ihnen zusammen sein wollen. Ein maßgebender Punkt, um aus der Einsamkeit herauszukommen!

2. **Emotionale Stabilität**

   Sie werden nicht mehr von anderen fordern, dass Sie sie glücklich machen, sondern können selber glücklich sein. Haben Sie weniger Erwartungen an andere Personen ist auch die Gefahr geringer, enttäuscht zu werden. Wut, Ärger, Enttäuschung, Einsamkeit, Trauer werden schnell zu einem „Fremdwort" für Sie. Sie können also entspannt und ausgeglichen in die Zukunft sehen.

3. **Innere Stärke und Selbstvertrauen**

   Mit mehr Selbstvertrauen wird es Ihnen einfacher fallen auf andere zuzugehen, Sie werden fähig sein Komplimente anzunehmen, ehrlich zu sein und offen mit Ihren Mitmenschen umgehen.

4. Erfolg in Arbeit, Liebe und Freundschaft

Egal, was Sie in Angriff nehmen, Sie werden erfolgreicher sein als vorher. Dies ist nicht zuletzt zurückzuführen auf das erhaltene Selbstwertgefühl und das damit verbundene Selbstvertrauen. Zudem können Sie Risiken eingehen und Rückschläge besser verkraften. Eine passive Lebenseinstellung wird zu einer proaktiven Persönlichkeit.

5. Toleranz und Großzügigkeit

Sind wir mit uns selbst zufrieden und glücklich, können wir das auch für Andere sein. Sie werden in der Lage sein, anderen besser verzeihen zu können, ihnen Liebe zu schenken und deren Leben besser zu akzeptieren. Nur wer zufrieden mit dem eigenen Leben ist, der kann auch glücklich über die Erfolge der Mitmenschen sein. Neid wird Ihnen immer mehr zu einem Fremdwort werden.

Tipp 2: Die richtigen Menschen für den passenden Anlass

Das wohl wirksamste Mittel gegen Einsamkeit sind Freundschaften. Laut Definition ist eine Freundschaft eine gegenseitige Zuneigung (nicht sexueller Natur) von Menschen zueinander. Freunden können Sie alles erzählen, sie sind für Sie da und unterstützen Sie. Doch wie und wo findet man überhaupt Menschen, die Sie mögen? Als Kind fällt uns das sehr einfach, denn wir sind offen für andere, haben keine Angst etwas falsch zu machen. Kurz: Wir sind unvoreingenommen. Das ändert sich im Erwachsenenalter. Wir denken viel über unser Auftreten nach, haben Angst uns zu blamieren. In diesem Kapitel erfahren Sie die besten Strategien, um neue Menschen kennenzulernen, die Ihnen guttun.

Was zeichnet Menschen aus, die zu Ihnen passen?

Der Sprung, dass Freunde und Bekannte kommen und gehen, ist überall bekannt. Doch es gibt durchaus Menschen, die unser Leben lang an unserer Seite stehen. Da fragt man sich, woran man erkennen kann, dass ein Mensch zu einem persönlich passt. Machen Sie neue Bekanntschaften, dann achten Sie mal darauf, ob folgende Dinge zutreffen:

1. **Übereinstimmung von Werten, Normen und Moralvorstellungen**
   Damit ein Mensch gut zu Ihnen passt und Sie mit ihm/ihr auf einer Wellenlänge sind, sollten grundsätzliche Einstellungen übereinstimmen. Normen, Werte sowie die Moralvorstellungen sind wichtigste Kennzeichen für die Kompatibilität zwischen einzelnen Personen. Dazu gehört beispielsweise die Ehrlichkeit, Ehrgeiz, die Einstellung gegenüber des Klimawandels etc.

2. Gemeinsam die Freizeit verbringen ist eine Wohltat

Ein wesentliches Merkmal dafür, dass sich eine Person als Freund für Sie eignet ist, dass Sie gerne mit ihm/ihr Zeit verbringen. Dass kann sowohl das Ausgehen sein, als auch einfach das Chillen Zuhause. Wichtig ist, dass es beiden Seiten Spaß macht und sich alle dabei wohl fühlen. Seien Sie ruhig etwas experimentierfreudig und probieren Sie neue Aktivitäten aus.

3. Sie teilen dieselben Interessen beziehungsweise haben ähnliche Hobbys

Eine gemeinsame Basis wird unter anderem durch gemeinsame Interessen hergestellt. Das ist nicht nur hilfreich bei den Aktivitäten, die Sie beide unternehmen werden, sondern auch bei den Gesprächsführungen.

4. Unterstützung beruht auf Gegenseitigkeit

Freunde sind füreinander da und unterstützen sich gegenseitig. Ähnlich einer Partnerschaft sollten Freunde in guten wie auch in schlechten Zeiten an der Seite des jeweils anderen sein, um Trost zu spenden, Freude zu teilen oder Mut zu machen.

5. Niemand setzt den anderen unter Druck

Beide Parteien akzeptieren sich wie sie sind. Es wird weder versucht dem jeweils Andern die eigene Meinung aufzudrücken, noch wird einer in die Ecke getrieben, um beispielsweise das eigene Leben zu ändern oder Charaktereigenschaften zu unterdrücken. Akzeptanz und Toleranz ist der Grundpfeiler einer gelungenen Freundschaft.

6. Träume, Wünsche sowie Visionen stimmen überein

Ähnlich den gemeinsamen Interessen sowie den gemeinsamen Moralvorstellungen teilen viele Freunde ähnliche Träume/Wünsche. So können Sie mit der anderen Person an diesen Träumen arbeiten und finden immer einen Unterstützer bei dem, was Sie tun.

7. Bei konträren Meinungen wird darüber gesprochen, aber nicht gestritten

Freunde können sich die Meinung sagen, ohne dabei im Streit auseinanderzugehen. Es ist unmöglich mit einer Person immer derselben Meinung zu sein. Dennoch müssen Sie Ihre Einstellung gegenüber Ihrem/Ihrer Freund/in nicht verstecken. Ganz im Gegenteil: Kritik oder konträre Meinungen können offen angesprochen werden und dennoch wird die Freundschaft weiterbestehen.

8. Gegenseitige Akzeptanz ist vorhanden

Ob dick oder dünn, intellektuell oder einfach gestrickt, anderer oder gleicher Meinung, etc. - Freunde akzeptieren sich wie sie sind. Sie versuchen nicht den jeweils anderen zu ändern, sondern schätzen dessen Stärken sowie Schwächen.

Nicht jede Freundschaft ist gleich, weshalb es durchaus sein kann, dass Sie in einigen Punkten doch mit einem „Nein" oder einem „Jein" antworten werden. Dennoch sollte die Mehrheit der oben genannten Kriterien zutreffen. Vor allem der gegenseitige Respekt, die Akzeptanz sowie die gegenseitige Unterstützung sind Kernpunkte eines gelungenen Beisammenseins.

Wo können Sie die richten Menschen finden?

Wie bereits beschrieben, werden Sie mit Ihren Freunden einige Interessen oder sogar ein komplettes Hobby teilen. Es ist deshalb naheliegend, dass Sie sich Menschen suchen, die bereits in diesem

Feld aktiv sind. Machen Sie gerne Sport, dann gehen Sie doch mal in einen Fitnesskurs, auf den Sportplatz oder machen Sie bei großen sportlichen Veranstaltungen mit. Möchten Sie gerne kreativ tätig werden, dann können Kurse an der VHS helfen neue Menschen mit gleichen Interessen kennenzulernen. Stehen Sie vielleicht auf Musik? Dann besuchen Sie Konzerte, gehen Sie tanzen oder machen Sie in einem Orchester in Ihrer Nähe mit.

Möglichkeiten gibt es etliche und nach einer kurzen Suche im Internet können Sie das perfekte Angebot für Sie garantiert finden. Doch noch viel wichtiger ist die richtige Kontaktaufnahme mit einer Person.

Wie lernen Sie neue Menschen am besten kennen?

Sind Sie auf einer Party, im Supermarkt oder auf einer Vereinsveranstaltung und sehen eine Person, die Ihnen auf den ersten Blick sympathisch vorkommt, dann ist es Zeit ihn/sie anzusprechen. Nun ist es aber so - vor allem bei Männern gegenüber Frauen - dass das Gegenüber schnell etwas „in den falschen Hals bekommt" und es als billige Anmache interpretiert. Es ist also wichtig, dass Sie behutsam vorgehen, sich aber dennoch öffnen. Am besten beobachten Sie die Person erst ein wenig und sprechen Sie in einem ruhigen Moment an. Stellen Sie sich ihm/ihr vor und zeigen Sie ehrliches Interesse an ihm/ihr. Dabei können Sie erst einmal fragen, wie er/sie heißt und anschließend mitteilen, dass Sie ihn/sie sympathisch finden. So kommen Sie langsam ins Gespräch. Nach und nach werden Sie herausfinden, ob beide Parteien die gleichen Interessen teilen. Ein gemeinsamer Nenner ist so schnell gefunden. Darauf aufbauend können Sie das Gespräch fortführen indem Sie über die Gemeinsamkeiten sprechen.

Tipp: Warten Sie nicht zu lange, denn je mehr Zeit vergeht, desto schneller verlieren Sie den Mut. Einfach machen ohne groß darüber nachzudenken ist meist die beste Variante.

Neben dem was Sie sagen, ist Ihre Körpersprache von Bedeutung. Obwohl wir Menschen es nicht aktiv wahrnehmen, so registrieren wir doch im Unterbewusstsein wie sich ein Mensch bewegt und wirkt. Versuchen Sie deshalb selbstbewusst zu wirken ohne dabei „eine Maske aufzutragen". Sehr schnelle oder zittrige Bewegungen sind eher kontraproduktiv, denn sie strahlen Unsicherheit und Nervosität aus. Können Sie Ihre Aufregung nicht verbergen, dann sagen Sie das ganz offen und begründen Sie, weshalb Sie nervös sind. Im Regelfall versteht es das Gegenüber recht gut.

Was sollten Sie bei einer zwischenmenschlichen Kommunikation beachten?

Jeder Mensch tickt anders und doch sind wir alle gleich. In der Psychologie sowie den Sozialwissenschaften gibt es grundsätzliche Verhaltensweisen, die Ihnen dabei helfen, positiv zu erscheinen und auf neue Menschen offen zuzugehen.

- Versuchen Sie nicht den anderen zu belehren oder zu erziehen

- Lernen Sie Nettigkeiten Ihres Gegenübers annehmen zu können

- Versetzen Sie sich in die Lage der anderen Person hinein (Empathie zeigen)

- Zeigen Sie aufrichtiges Interesse

- Teilen Sie Ihre aufrichtige Anerkennung der Person mit

- Ein ehrliches Lächeln zählt mehr als tausend Worte

- Sprechen Sie Ihren Gegenüber mit dem Namen an und verwenden Sie seinen/ihren Namen ab und zu im Gespräch

- Seien Sie ein guter Zuhörer

- Sprechen Sie über gemeinsame Interessen

- Vermitteln Sie Ihrem Gegenüber ein gutes Gefühl

- Bestärken Sie das Selbstbewusstsein Ihres Gegenübers

- Vermeiden Sie Streit, indem Sie auf die Meinung Ihres Gegenübers achten

- Gestehen Sie sich eigene Fehler ein

- Seien Sie loyal und verlangen Sie dies auch selbstbewusst von Ihrem Gegenüber

Wieso brauchen Menschen eigentlich Freunde?

Freunde sind Stützen, Trostspender, Vertraute, Mutmacher aber auch Menschen, die sich mit uns freuen können. Sie sind sowohl für unsere Psyche, als auch für unseren Körper - wie etliche Studien zeigen - ein wichtiger Bestandteil, um gesund zu bleiben. (Quelle: https://kommunikation-lernen.de/neue-freunde-finden/) Zu den wichtigsten Vorteilen von Freunden gehören folgende Aspekte:

- Der Stress wird durch einen guten Freund deutlich reduziert

- Menschen mit Freunden verspüren nachweislich weniger Schmerzen sowohl seelisch als auch körperlich

- Die Achtsamkeit auf uns selbst wird gesteigert

- Durch die bessere psychische Gesundheit, wird auch das Herz-Kreislauf-System gestärkt und die Lebenserwartung steigt

- Die Hirnaktivitäten werden gesteigert

Mehr als 85 Prozent befragter Personen sehen den Aspekt gute Freunde zu haben an Platz eins der wichtigsten Dinge in ihrem Leben. Somit kommt es noch vor einer glücklichen Partnerschaft oder Erfolg im Beruf. Kein Wunder, immerhin ist der Mensch schon von jeher ein soziales Wesen, das die Gemeinschaft beziehungsweise das Zusammensein mit anderen Menschen sucht.

Fehler, die jeder von uns schon einmal gemacht hat

Suchen Sie nach neuen Freunden, kommt es durchaus vor, dass Sie Fehler machen werden. Dies ist vollkommen normal und kein Grund zur Sorge. Dennoch können Sie einiges vermeiden, was Ihnen prinzipiell im Weg stehen wird.

1. **Warten Sie nicht auf den perfekten Freund**
   Erwachsene neigen häufig dazu das Gegenüber auf bestimmte Eigenschaften zu checken. Es ist durchaus in Ordnung, wenn Sie nach Gemeinsamkeiten suchen, dennoch sollten Sie immer im Hinterkopf behalten, dass gewisse Unstimmigkeiten in punkto Interesse und Weltanschauung normal sind.

2. **Versuchen Sie nicht fehlerlos zu sein**
   Perfektion ist das Ziel in unserer heutigen Gesellschaft. Doch wie kommt es beim Gegenüber an, wenn wir immer und in allem perfekt sein möchten? Hat es nicht auch einen gewissen Charme, nicht perfekt zu sein? Ist es nicht auch menschlich, Fehler zu machen? Mit Perfektionismus setzen

Sie nicht nur sich selbst unter Druck, sondern wirken auch auf andere Menschen schnell arrogant.

3. Lassen Sie niemals neue Bekanntschaften im Sand verlaufen

Eine beginnende Freundschaft ist eine kleine Flamme, die erst zu einem Feuer werden muss. Wichtig ist, dass Sie diese Flamme pflegen. Bleiben Sie deshalb mit neuen Bekanntschaften in Kontakt, nur so kann aus einer Bekanntschaft eine Freundschaft werden.

4. Vermeiden Sie an unpassenden Freundschaften zwanghaft festzuhalten

Auf der anderen Seite ist es auch unsere Aufgabe Menschen loszulassen, die uns nicht guttun. Das kann ganz verschiedene Gründe haben, beispielsweise verschiedene Interessen, ständiger Streit, Unverständnis gegenüber dem Anderen etc. Machen Sie sich frei für neue, positive Freundschaften indem Sie „toxische Freunde" beiseiteschieben.

5. Drücken Sie sich nicht vor dem ersten Schritt

Es ist schwierig, aber dennoch unausweichlich: Der erste Schritt hin zu einer neuen Freundschaft ist es, den ersten Schritt auch wirklich zu gehen. Das heißt, Sie sollten aktiv neue Menschen kennenlernen wollen. Sprechen Sie sie auf Partys oder im alltäglichen Leben an. Wer weiß, vielleicht wartet Ihr Freund fürs Leben an der nächsten Supermarktkasse!

6. Verheimlichen Sie nicht zu viele Dinge über sich selbst

Es ist nicht notwendig, dass Sie bereits zu Beginn alle Details über sich preisgeben. Dennoch sollten Sie nicht zu viele Dinge vor dem Gegenüber verheimlichen. Wie soll ein Mensch Sie kennenlernen, wenn Sie sich nicht öffnen?

7. **Seien Sie nicht zu misstrauisch gegenüber anderen Menschen**

Es fällt schwer in der heutigen Gesellschaft unvoreingenommen zu sein und dennoch steht unser Misstrauen uns immer wieder im Wege. Wen interessiert es, welcher Religion, Kultur, Herkunft oder sozialer Schicht ein Mensch angehört? Gute sowie schlechte Menschen gibt es überall.

8. **Denken Sie nicht nur an sich selber**

Eine Freundschaft beruht auf Gegenseitigkeit. Das bedeutet, dass Sie nicht nur nehmen, sondern auch geben müssen. Unterstützen Sie das Gegenüber, seien Sie für ihn/sie da und fragen Sie sich selbst immer wieder „Was würde ich in dieser Situation von einem Freund erwarten?".

Tipp 3: Beschäftigen Sie sich mit sich selbst- Ihre Quality Time

Die Zeit, in der wir nur für uns sein und uns etwas gutes tun können, ist stark begrenzt. Neben Arbeit und den allgemeinen Verpflichtungen (beispielsweise Arztterminen, Behördengängen, etc.) bleibt kaum noch Zeit, wirklich an uns selbst zu denken. Umso wichtiger ist es, dass Sie die „einsamen" Stunden in vollen Zügen genießen und für sich selbst nutzen.

Was ist Quality Time und was versteht man unter Selbstverwirklichung?

Der Begriff der „Quality Time" bedeutet wortwörtlich übersetzt „Qualitätszeit" und bezeichnet einen Zeitraum, den Sie sinnvoll für sich und Ihre Familie/Freunde nutzen. Dabei geht es um darum, die Zeit nachhaltig zu durchleben - also voll in diesem Moment aufzugehen. Sie ist nicht nur hilfreich für die Beziehung zu Ihrer Familie, sondern auch zu sich selbst. Während der Quality time soll weder an die Arbeit noch an die Hausarbeit oder andere Termine gedacht werden.

Im Vergleich dazu bezeichnet die Selbstverwirklichung die eigene Entfaltung der Persönlichkeit. Das kann durch entsprechende Hobbys geschehen oder durch die Verwirklichung der eigenen Träume. Dabei kann sich die Selbstverwirklichung sowohl in der Freizeit als auch während der Arbeit abspielen. Sie soll Ihrem Leben einen Sinn geben. Während Selbstverwirklichung für einige bedeutet, Karriere im Job zu machen, bevorzugen die anderen das Ziel möglichst viel Freizeit zu haben, tolle Bilder zu malen oder ein wahrer Sportprofi zu werden. Der Psychologe Abraham Maslow beschrieb den Prozess der Selbstverwirklichung als Pyramide der Bedürfnisse (siehe Grafik). Demnach steht die Selbstverwirklichung als Ziel, das durch die Befriedigung verschiedener Bedürfnisse zustande kommt.

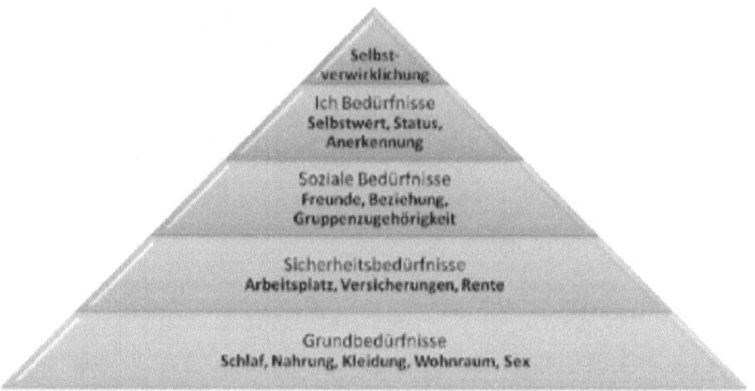

Wie können Sie Ihre Freizeit sinnvoll nutzen?

Um sich selbst also selbstverwirklichen zu können und sich Quality Time zu schenken, können Sie verschiedene Schritte durchführen. Der positive Effekt ist nicht nur, dass Sie sich selbst wohler fühlen werden, sondern auch entspannter, glücklicher und gebraucht vorkommen.

1. **Verschwenden Sie nicht zu viel Zeit am Handy, PC, Tablet**

   Es ist schwer heutzutage nicht mit modernen Technologien in Kontakt zu kommen, dennoch sollten Sie sich immer wieder Auszeiten von Smartphones und Co. gönnen. Haben die damit verbunden Medien auch positive Nebeneffekte, so führen Sie doch dazu, dass wir uns in eine eigene Welt beamen und nicht mehr im Hier und Jetzt leben. Wir nehmen die Welt und dessen Ereignisse nur noch durch die „virtuelle Brille" war.

2. **Stehen Sie früh genug auf**

Schlaf ist wichtig und steht deshalb auch als Basis der Bedürfnispyramide dar. Arbeiten Sie die komplette Woche - eventuell auch im Schichtbetrieb - kann ein wenig mehr Schlaf als sonst durchaus guttun. Dennoch sollten Sie nicht den ganzen Tag im Bett liegen, denn zu viel Ausruhen sorgt dafür, dass Ihr Herz-Kreislauf-System herunterfährt und Sie sich dauerhaft müde fühlen. Zudem verschwenden Sie so wertvolle Stunden, in denen Sie sich Ihren Hobbys oder der Familie/Freunde widmen können.

3. **Vergessen Sie Ihre Ängste**
In den meisten Fällen ist die Angst, die Sie in sich tragen, keine reale Situation, sondern nur ein Produkt Ihrer Vorstellungskraft. Das heißt, Sie malen sich schlimme Dinge aus, die eventuell passieren können, aber niemals in der Realität vorgekommen sind. Schieben Sie Ihre Ängste ruhig beiseite und wagen Sie den Schritt in eine neue Zukunft! Besonders in Ihren freien Stunden sollten Sie einfach glücklich und zufrieden sein. Da ist kein Platz für die Alltagssorgen.

4. **Machen Sie Dinge, die Ihnen guttun**
Während der Selbstverwirklichung/Quality Time geht es darum, sich selbst etwas Gutes zu tun. Dazu gehört vor allem, Dinge zu unternehmen, die Ihnen ein gutes Gefühl geben. Das kann ein Hobby sein, ein Spaziergang durch die freie Natur, das Lesen eines Buches, der Besuch in der Lieblingsbäckerei oder auch das Studieren neben dem Beruf. Alles, was Ihnen Freude bereitet ist erlaubt.

5. **Denken Sie nicht zu viel nach**
Immer wieder werden uns Möglichkeiten angeboten, die wir niemals erwartet hätten. Das kann beispielsweise eine

Einladung zu einer Feier sein oder ein neues Jobangebot. Doch leider neigt der moderne Mensch dazu, sich viele Gedanken zu machen und vor allem rationale Entscheidungen zu treffen. Fatal, denn dadurch gehen jedem von uns etliche Möglichkeiten durch die Lappen. Leben Sie einfach Ihr Leben und ergreifen Sie die Chance beim Schopf sobald sie sich Ihnen bietet.

Wieso ist das persönliche Wachstum während Ihrer Selbstverwirklichung so wichtig?

Unter dem Begriff des „Persönlichen Wachstums" wird ein Entschluss verstanden, etwas Sinnvolles mit dem eigenen Leben zu tun. Dafür müssen Sie aber die Komfortzone verlassen. Das heißt Sie müssen Dinge tun, die - zumindest am Anfang - eine Überwindung des inneren Schweinehundes verlangen. Demzufolge kann das persönliche Wachstum beispielsweise folgende Aspekte umfassen:

- Steigerung der eigenen Belastbarkeit

- Sich selbst große Träume zu erfüllen

- Lernen mit Rückschlägen umzugehen

- Erlangung von mehr Selbstbestimmung

Unter dem Aspekt der Selbstverwirklichung ist also das persönliche Wachstum eine unumgängliche Nebenwirkung, denn nur so erlangen Sie das Selbstbewusstsein für sich selbst einzustehen und sich selbst etwas Gutes zu tun. Bedenken Sie, dass die Selbstverwirklichung in kleinen Schritten stattfindet, die Ihnen helfen, sich besser zu fühlen. Betrachten wir dies unter dem Aspekt des Selbstvertrauens, das uns hilft neue Menschen kennenzulernen, wird es vollkommen klar, weshalb das persönliche Wachstum anziehend auf andere Personen wirkt. Es ist also ein wichtiger Punkt für zwischenmenschliche Beziehungen, die uns aus der Einsamkeit herausholen.

Welche positiven Auswirkungen hat die Selbstverwirklichung auf Sie?

Zu guter Letzt sollen nochmal die Vorteile einer gelungenen Selbstverwirklichung sowie die positiven Nebenerscheinungen der Quality Time angesprochen werden. Dadurch wird Ihnen nochmal bewusstwerden, weshalb auch Sie zu diesem Mittel greifen sollten.

- Selbstverwirklichung stärkt Ihr Selbstvertrauen und Ihr Selbstwertgefühl

- Sowohl Körper als auch Seele haben die Chance sich vom stressigen Alltag zu regenerieren

- Die Beziehung zu anderen Menschen wird gestärkt

- Sie fühlen sich gebraucht

- Ihr Leben bekommt wieder einen Sinn

- Sie werden Ihre Ziele und Wünsche erreichen

- Ein gesunder Egoismus entwickelt sich, der Ihnen hilft sich auch in der Arbeitswelt zu behaupten

- Sie werden Menschen kennenlernen, die dieselben Interessen haben

- Ihre körperliche Gesundheit wird sich verbessern, da Stress abgebaut wird

- Sie finden wieder Freude am Leben

- Krisen werden schneller überwunden

- Sie werden in der Lage sein, Ihr Leben selbst zu bestimmen und sich nicht mehr von anderen vorschreiben lassen, was richtig und was falsch ist

Tipp 4: Überwinden Sie die Trauer

Wenn ein geliebter Mensch stirbt, wenn die Bezugsperson wegfällt, wenn der beste Freund geht, dann bleibt ein tiefes Loch in unserem Herzen zurück. Die Traurigkeit erwischt viele Menschen unerwartet und mit einer Intensität, der nicht alle gewachsen sind. Das Resultat: Einsamkeit. Kein Wunder, denn jeder einzelne von uns ist auf zwischenmenschliche Beziehungen angewiesen. Wichtig ist, die Traurigkeit überwinden zu können. Mit speziellen Techniken und ein wenig Mühe sind Sie schon bald wieder in der Lage, glücklich zu sein und positiv in die Zukunft zu sehen.

Was versteht man unter Trauerbewältigung?

Unter dem Begriff der Trauerbewältigung wird ein Prozess verstanden, der dabei hilft, die empfundene Trauer langsam abzubauen. Dabei ist es wichtig, sich Zeit zu lassen und auf seine eigene Gefühlslage zu hören. Meist verläuft die Trauerbewältigung mit Höhen und Tiefen. Sie kann Tage bis hin zu mehreren Wochen dauern.

Eine feste Gebrauchsanweisung gegen Traurigkeit gibt es leider nicht, dennoch lässt sich der Prozess der Trauerbewältigung in vier Phasen einteilen, die Ihnen helfen werden, sich selbst während dieser Zeit nicht zu verlieren.

Phase 1: Die Verleugnung

Die ersten Tage nach dem Verlust einer geliebten Person sind die Schwersten, was unweigerlich dazu führt, dass wir das Geschehene verleugnen. Wir wollen nicht wahrhaben, dass sich die Person getrennt hat, gestorben ist oder aus einem anderen Grund nicht mehr bei uns ist. Ein natürlicher Zustand, wenn man bedenkt, dass das menschliche Wesen versucht, negative Gefühle auszublenden.

Wir befinden uns in einem schockähnlichen Zustand, in dem wir versuchen, die Situation zu verdrängen. Häufig ist diese Phase der Trauer auch geprägt von körperlichen Beschwerden. Übelkeit, Müdigkeit, starkes Schwitzen, Appetitlosigkeit bis hin zu Ausfallerscheinungen sind bei vielen Menschen während dieser Periode der Trauerbewältigung zu sehen.

Wichtig ist es, dass Sie sich dennoch nicht einsperren und langsam versuchen, den Verlust zu realisieren. Lassen Sie sich ruhig von anderen trösten, denn eine Umarmung und liebe Worte benötigt Ihr Herz in dieser Zeit ungemein. Außerdem kann es eine große Entlastung sein, wenn Sie häusliche Unterstützung (Einkaufen, Aufräumen, etc.) Ihrer Freunde/Ihrer Familie in Anspruch nehmen.

Phase 2: Die Emotionalität

Langsam finden Sie wieder zurück in die Realität und werden sich mit dem Verlust auseinandersetzen. Diese Phase ist sehr nervenaufreibend, emotional und vor allem anstrengend für die meisten Personen. Sobald Sie sich öffnen, werden wahrscheinlich Gefühle aufbrechen, die Sie überwältigen können, weshalb viele betroffene Personen diese Phase als einen Kontrollverlust über sich selbst erleben. Ein kleiner Auslöser wie das Zubereiten des Lieblingsessens der zu betrauernden Person, das Sehen des Lieblingsfilms oder das Erleben von altbekannten, damals glücklichen Situationen reicht aus, um in Tränen auszubrechen. Neben der Traurigkeit treten während der zweiten Phase auch häufig Wut, Angst sowie Neid auf. Daraus resultiert eine sehr aufgewühlte und impulsive Gefühlswelt. Gibt es vor dem Tod der geliebten Person ungelöste Probleme, wird Ihnen diese Zeit wahrscheinlich schwerer fallen. Schlafstörungen sowie Appetitlosigkeit sind während der emotionalen Phase häufig auftretende, körperliche Symptome.

Wichtig ist, dass Sie die Gefühle zulassen, denn sie sind der Schlüssel zur Genesung. Sprechen Sie ruhig mit anderen, vertrauten Personen über Ihre Emotionen. Das kann manchmal etwas schwierig sein, doch ist es einer der entscheidenden Momente, um mit der Bewältigung Ihrer Trauer voranzukommen.

Phase 3: Die Neuorientierung

Während der Neuorientierung werden Sie Schritt für Schritt in Ihren normalen Alltag zurückfinden, denn der Schmerz klingt langsam ab. Es wird Ihnen wieder möglich sein, positive Gedanken zu fassen und mit einem guten Gefühl in die Zukunft zu blicken. Natürlich werden Sie weiterhin immer mal wieder schmerzlich an die verlorene Person zurückdenken, allerdings bestimmt das nicht mehr Ihr komplettes Leben. Häufig suchen Menschen in der Phase der Neuorientierung Orte auf, die sie an die vermisste Person erinnern.

Auf der anderen Seite gibt es auch viele Menschen, die während dieser Zeit weiterhin intensiv trauern möchten. Die depressiven Phasen sind nach wie vor vorhanden, können sogar noch stärker werden. Einige Menschen trauern so stark, dass sie Selbstmordgedanken hegen. Wichtig ist, dass Sie sich dann professionelle Hilfe suchen. Spezielle Trauerbewältigungsstellen in Kliniken, Kirchengemeinden und Gesundheitszentren können Sie aktiv bei der Bewältigung dieser negativen Phase unterstützen. Sie können sich auch telefonisch an folgende Services wenden. Eine Liste möglicher Anlaufstellen finden Sie unter dem Punkt „Wohin kann ich mich in meiner Trauer wenden?".

Haben Sie mit sich selbst Geduld und tun Sie das, was Ihnen guttut. Suchen Sie sich jemanden (Freunde, Bekannte, Familie oder professionelle Fachberater für Trauerbewältigung), der Ihnen zur Seite steht und Ihnen Trost spendet.

Phase 4: Die Akzeptanz

Nachdem Sie sich in den vorherigen Phasen intensiv mit Ihrem Schmerz auseinandergesetzt haben, finden Sie während der Akzeptanzphase Ihr inneres Gleichgewicht wieder. Die zu betrauernde Person ist zwar immer noch in Ihren Gedanken, aber beeinflusst nicht mehr Ihr Leben. Sie können positiv in die Zukunft sehen. Viele Menschen berichten, dass sie sich während dieser Zeitspanne verändern und eine ganz neue Sicht auf das Leben erlangen.

Wohin kann ich mich in meiner Trauer wenden?

Merken Sie, dass Sie selbst nicht von alleine aus dem Loch der Trauer herauskommen oder werden Ihre negativen Stimmungslagen immer heftiger, sollten Sie sich an Menschen mit entsprechender Ausbildung wenden. Nachfolgend finden Sie einige Anlaufstellen, die Ihnen unterstützend zur Seite stehen können.

- Notfall Seelsorge:
  0800 - 111 0 111 (ev.)
  0800 - 111 0 222 (rk.)
  0800 - 111 0 333 (für Kinder / Jugendliche)
  Email: unter
  www.telefonseelsorge.de

- Lebensquelle Trauer:
  0700 - 70 40 04 00

Des Weiteren gibt es etliche Veranstaltungen - sogenannte Trauerseminare - bei denen Sie lernen, mit dem Schmerz umzugehen, sich mit anderen trauernden Personen austauschen und neuen Mut fassen können.

- Trauer- und Lebensberatung T.A.B.U.
Trauerseminare, therapeutische Einzelbegleitung

- TABEA e.V. Beratungsstelle für Trauernde
Trauerseminare

- Verwaiste Eltern und Geschwister Hamburg e.V.
Trauerseminare, Trauerbegleitung für betroffene Familien

- M.I.T. - Münchner Institut für Trauerpädagogik
Trauerseminare und Einzelbegleitung (auch bei erschwerter Trauer)

- Deutscher Kinderhospizverein e.V.
Trauerseminare für Eltern mit todkranken Kindern oder für Eltern, deren Kinder verstorben sind sowie für Geschwister und Großeltern

- Merlinos
Begleitung von Kindern in Trauer

Eine weitere Möglichkeit ist ein Aufenthalt in einer Klinik, die sich auf die Nachsorge für Hinterbliebene spezialisiert hat. Sprechen Sie dies mit Ihrem Hausarzt ab, sodass er Ihnen eine Überweisung beziehungsweise den Antrag bei der Krankenkasse zur Kostenübernahme stellen kann.

- Nachsorgeklinik Tannheim

- Fachklinik Waren

- Klinik Bad Oexen

- Rehabilitationsklinik Katharinenhöhe

- ACURA Fachklinik Allgäu

- Mutter-/Kind-Kurhaus Maria am See

- Müttergenesungsheim Wertach

- Helios Klinik Diez

- Mutter/Vater & Kind Klinik Sonnenalm in Oberstaufen (Allgäu)

- Psychosomatische Fachklinik Bad Dürkheim

- Zentrum für Psychotraumatologie Alexianer Krankenhaus Krefeld

- Kindernachsorgeklinik Berlin-Brandenburg

- Rehabilitations- und Präventionszentrum - Bad Bocklet

- Mutter/Vater & Kind Klinik Sellin auf der Ostseeinsel Rügen

Strukturen helfen ungemein

Auch, wenn es im ersten Augenblick etwas merkwürdig klingt, so hilft es doch ungemein, sich Strukturen, beziehungsweise Rituale anzugewöhnen. Während der Trauer fühlen wir alle uns wie in einem Loch, aus dem wir scheinbar nicht herauskommen können. Durch einen festen Tagesablauf müssen wir uns allerdings aufraffen. Wichtig ist dabei, dass Sie auch Aktivitäten planen, die Sie zwingen raus zu gehen. Nur so können Sie der drohenden Vereinsamung entgegenwirken. Warten Sie erst gar nicht bis Sie sich einsam fühlen, sondern betreiben Sie Prävention!

Am besten planen Sie Ihren Tag vom Aufstehen bis hin zum Zubettgehen. Machen Sie sich jeden Tag ein leckeres Frühstück, gehen Sie anschließend an die frische Luft für einen Spaziergang, planen Sie ein köstliches Mittagessen mit Freunden, eine Ruhephase am Nachmittag und abends nochmal eine Aktivität unter Menschen (Einkaufen, auswärts essen, Spaziergang durch die Stadt, etc.) Tun Sie das, was Ihnen guttut. Während der Trauerbewältigung kann sich Ihr Tagesablauf natürlich auch ändern, denn wenn Sie anfangs wahrscheinlich noch Orte meiden möchten, die Sie an den Verstorbenen erinnern, werden Sie sich am Ende wohl danach sehnen.

Tipp 5: Lernen Sie allein zu sein

Immer öfter werden wir Situation gegenübergestellt sein, in denen wir allein sein müssen. Kein Wunder, immerhin studieren viele junge Menschen im Ausland oder in einer anderen Stadt, die Scheidungsraten steigen, Schichtarbeiten erlangen immer mehr an Beliebtheit bei den Arbeitgebern und immer später wird die eigene Familie gegründet. Um in diesen Situationen glücklich zu sein, können wir das Alleinsein lernen. Mit den folgenden Schritten gelingt das garantiert:

1. **Überlegen Sie, was Sie sich von anderen Personen wünschen und setzen Sie das für sich selbst um!**
   Die meisten Menschen sehnen sich nach Bestätigung, Zuneigung, Wertschätzung und Zärtlichkeit. Wieder andere wünschen sich verwöhnt zu werden oder etwas mehr Schwung in den sonst so eintönigen Alltag zu erhalten. Machen Sie es sich ganz bewusst, was Sie sich vom Zusammensein mit anderen Menschen wünschen und versuchen Sie Schritt für Schritt dies selbst umzusetzen. Tun Sie sich regelmäßig etwas gutes mit einem leckeren Eis, einem heißen Bad oder einem Massagesessel. Machen Sie zudem Übungen, die Ihnen helfen, sich selbst mehr wertzuschätzen. Toller Nebeneffekt ist dabei übrigens, dass Sie durch die eigene Wertschätzung eine bessere Ausstrahlung bekommen und dadurch zunehmend mehr Anerkennung auch von Dritten erhalten werden.

2. **Finden Sie die Balance zwischen Alleinsein und Ausgehen!**
   Der Mensch ist von Natur aus ein soziales Lebewesen, wie bereits erwähnt. Dennoch sollten Sie anfangen auch die schönen Seiten des Alleinseins kennenzulernen. Genießen Sie die Stille, hören Sie auf sich selbst und vor allem entspannen

Sie sich. Wichtig ist es, langsam zu beginnen und sich dann peu a peu zu steigern. Jeder einzelne von uns besitzt einen ganz individuellen Akzeptanzbereich bezüglich des Ausgehens und der Stunden mit sich selbst. Finden Sie heraus wie viel Gruppenaktivitäten Sie tatsächlich benötigen. Steigern Sie nach und nach den Zeitraum zwischen zwei Verabredungen, sodass Sie sich an das Alleinsein gewöhnen können.

3. **Nutzen Sie zeitweise auch mal soziale Medien sowie die modernen Kommunikationstechnologien!**
Obwohl Sie sich allein in einem Raum beziehungsweise einer Wohnung oder einem Haus aufhalten, muss das nicht bedeuten, dass Sie von der Außenwelt abgeschottet sind. Vielmehr ist es ein Luxus, der Ihnen erlaubt, das zu tun, was Sie gerade möchten. Durch Smartphones, Computer und Co. steht es jedem jederzeit frei mit anderen in Kontakt zu treten. Nehmen Sie diese Angebote zeitweise ruhig an und chatten Sie einmal via Facebook, WhatsApp oder auch Instagram. Aber Achtung! Wie bereits oben erwähnt sollten soziale Medien niemals reale Kontakte ersetzen!

4. **Gehen Sie spazieren, machen Sie Sport oder lenken Sie sich anderweitig ab!**
Während der Zeit, in der Sie alleine sind, sollten Sie es sich gut gehen lassen und etwas unternehmen, was Ihnen Freude bereitet. Gehen Sie beispielsweise eine Runde spazieren, Fahrradfahren oder Wandern. Wunderschöne Fußwege lassen sich sowohl in den Stadtparks deutscher Ortschaften, als auch in der freien Natur finden. Die frische Luft sorgt nicht nur für einen gesunden Körper, sondern Sie können zusätzlich abschalten. Vielen Menschen hilft es zudem, sich mit einem Puzzle oder einem Buch abzulenken. Genießen Sie einfach

die Stille und Ruhe in der sonst so schnellen, aufregenden und hektischen Welt!

DIE GESELLSCHAFT, DIE EINSAMKEIT UND ICH

Geliebte Menschen versterben, der Partner trennt sich oder das soziale Umfeld wird auseinandergerissen - Situationen, die wir alle kennen. So bekannt, aber gleichzeitig doch auch so schmerzhaft und überraschend, denn nur selten sind wir auf das vorbereitet, was darauffolgt: Das Alleinsein und die Einsamkeit. Besonders im Alter sind wir alle gefährdet, wie eine Studie der US-Uni Stanford (Quelle: https://www.welt.de/wirtschaft/article192932703/Krankheitskosten -Wie-die-Einsamkeits-Epidemie-unsere-Wirtschaft-bedrueckt.html) zeigt. Demnach fühlen sich etwa 14% der über 65 Jahre alten Menschen einsam und leiden als Folge unter körperlichen Beschwerden wie chronischen Erkrankungen, Kopfschmerzen, Herz-Kreislauf-Problemen und vielem mehr. Dadurch werden zusätzliche Kosten für jede einzelne Person in Höhe von 1.600 USD jährlich verursacht, die die Krankenkassen oder die Betroffenen selbst zahlen müssen. Obwohl es keine vergleichbare Studie für den deutschen Raum gibt, sind sich Experten einig, dass auch in der Bundesrepublik Deutschland ähnliche Verhältnisse herrschen.

Einsamkeit - Politiker werden wach

Wie der gesundheitspolitische Sprecher der SPD - Karl Lauterbach - während einer Konferenz schon sagte: „Bisher wurde die Zahl der Krankheiten, die durch Einsamkeit ausgelöst werden, unterschätzt. Neuste Forschungsergebnisse beweisen, dass diese häufig psychische Leiden wie Depressionen, Angststörungen, aber auch starke Erkrankungen des Herz-Kreislauf-Systems oder Demenz auslösen.

Bruttoinlandsprodukt 4,8% Ausgaben in Folge von Vereinsammung

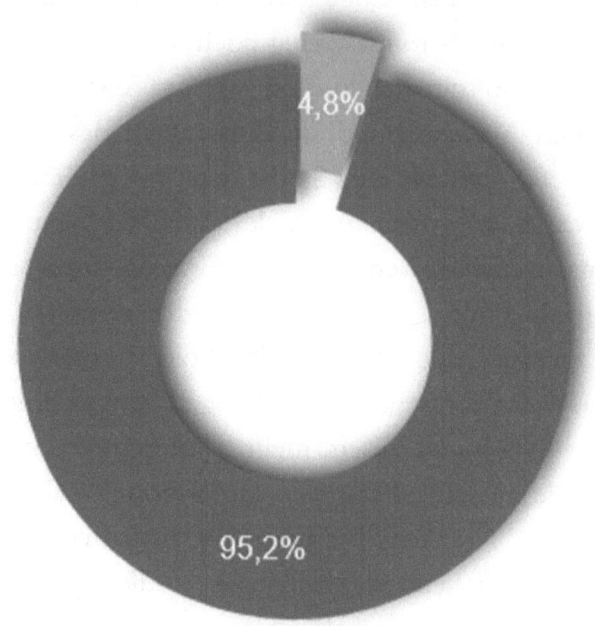

(Quelle: https://www.welt.de/wirtschaft/article192932703/ Krankheitskosten-Wie-die-Einsamkeits-Epidemie-unsere-Wirtschaft-bedrueckt.html).

Einsamkeit beeinflusst also nicht nur die Lebensqualität der betroffenen Personen, sondern führt auch zu einer allgemeinen finanziellen Belastung der Bevölkerung, denn die Aussagen der Krankenkassen spiegeln sich in den monatlichen Beitragssätzen wieder. Auch die Volkswirtschaft ist von der Zunahme der an Einsamkeit „erkrankten" Personen betroffen, denn wer psychisch leidet, der geht weniger arbeiten oder ist weniger produktiv. Dies kann bis hin zur Arbeitsunfähigkeit führen. Zudem fallen einige betroffene Menschen durch das Zusammenspiel von psychischer und körperlicher Belastung in die Frühverrentung. 4,8 Prozent des

Bruttoinlandsprodukts muss die Bundesrepublik Deutschland dafür aufwenden. Laut der BKK seien psychische Erkrankungen heutzutage die dritthäufigste Diagnosegruppe mit einer langen Krankheitsdauer.

Längst überfällig ist es deshalb, dass auch Deutschland eine eigene Abteilung schafft, die sich ausschließlich um das Thema Einsamkeit kümmert. Besonders die Prävention solle dabei laut Marcus Weinberg (CDU/CSU Fraktion, familienpolitischer Sprecher) im Vordergrund stehen. Die FDP geht dabei noch einen Schritt weiter, denn sie fordert, dass auch in Deutschland ein eigenes Ministerium zur Bekämpfung der Einsamkeit geschaffen wird. Dass dies durchaus Erfolg hat, zeigt uns Großbritannien. Die Grünen fordern hingegen eine umfangreiche Studie, um die gesellschaftlichen Folgekosten einschätzen zu können. Maria Klein-Schmeink der Grünen meinte zu diesem Thema: „Aber ich gehe davon aus, dass sich jede Investition gegen Einsamkeit auch wirtschaftlich lohnt – von den positiven Auswirkungen auf jeden einzelnen einsamen Menschen ganz zu schweigen." (https://www.welt.de/wirtschaft/article192932703/Krankheitskost en-Wie-die-Einsamkeits-Epidemie-unsere-Wirtschaft-bedrueckt.html).

Integration anstatt Ausgrenzung

Eine Maßnahme, die umgehend gegen die steigende Einsamkeit umgesetzt werden muss, ist die Integration. Nur wer sich angenommen und in der Gesellschaft akzeptiert fühlt, kann auch ein funktionierendes soziales Umfeld aufbauen. Entsprechende Angebote für alleinstehende Menschen jeden Alters sollten deshalb von der Politik sowie von Kirchen und öffentlich-rechtlichen Trägern gefördert werden. Beispiele, die bereits zu finden sind, können beispielsweise Spielegruppen für alte Menschen sein,

Mehrgenerationenhäuser, verschiedene Sportangebote, soziale Projekte und vieles mehr. Informieren Sie sich, welche Möglichkeiten Ihnen in Ihrer Umgebung zur Verfügung stehen. Richten Sie sich dabei nach Ihren Interessen und Hobbys. Scheuen Sie sich nicht davor, etwas Neues auszuprobieren oder gründen Sie selbst einen Verein.

Integration findet zudem auf einer weiteren Ebene statt: In der Akzeptanz eines jeden Einzelnen gegenüber unseren Mitmenschen. Wie können wir von anderen erwarten, uns zu akzeptieren und für uns da zu sein, wenn wir es selbst nicht ebenfalls tun? Vor allem Menschen, die aufgrund einer körperlichen, mentalen oder charakterlichen Besonderheit auffallen, fühlen sich häufig einsam. Ein Teufelskreis, denn wer sich nicht akzeptiert fühlt, der geht weniger aus, rutscht in die soziale Isolation, verschließt sich und fühlt sich einsam. Wieso sind uns Menschen verschiedener Herkunft so fremd? Was macht Menschen mit körperlichen Behinderungen zu einem „Sonderling"? Wer sagt, dass wir uns mit Personen anderer sozialer Schichten nicht treffen, unterhalten und anfreunden können? Dieses Kapitel soll mit einer ergreifenden Kurzgeschichte eines unbekannten Autors abgeschlossen werden:

Ich war heute Morgen einkaufen und bekam, ein Gespräch an der Kasse, zwischen einer etwa 30-jährigen Mutter und ihrem geschätzten 5 Jahre alten Sohn mit. Der Einkaufswagen von den beiden war ziemlich gefüllt und die Mutter bat ihren Sohn noch eine Packung Klopapier zu holen. Der Junge kam zurück und warf schwungvoll ein großes Familienpack Klopapier auf den Wagen. Im letzten Moment konnte die Mutter die Eierpackung auffangen, die ebenso wie die Spaghetti und die Mini-Schokoküsse, dem Toilettenpapier-Wurfgeschoss im Wagen Platz machten und nun schwungvoll durch die Luft flogen. Der Junge stand mit großen

Augen und offenen Mund da und zeigte mit seinem Finger an mir vorbei. "Die ist ja ganz schwarz und kann nicht richtig laufen, Mama," sagte der kleine Mann und zeigte mit dem Finger auf ein dunkelhäutiges und offensichtlich gehbehindertes Mädchen. Mit hochrotem Kopf, brachte die Mutter des Jungens nur ein Wort heraus, "Kinder!"- und zuckte verlegen mit den Schultern. "Schon gut", sagte die andere Mutter und schob ihr Kind weiter. "Wieso ist die so anders Mama?", fragte der kleine Mann. Die Mutter saß in der Hocke und hielt die Packung Schokoküsse, die beim herunterfallen, etwas ramponiert wurden, in der Hand. Sie öffnete die Schachtel und sah fein aufgereihte weiße, braune und schwarze Mini-Schokoküsse. "Schau mal genau hin," sagte die Mutter. "Vielleicht ist es mit den Schokoküssen wie mit Menschen, es gibt sie in verschiedenen Farben. "Aber 4 sind angedätscht", sagte der kleine Mann. Sie lachte und sagte: "Ja, es gibt weiße, braune, schwarze, angedätschte und welche, die ganz sind. Aber eines haben sie alle doch gemeinsam." "Was denn, Mama?", fragte der Junge. "Na, die Füllung. Innen sind sie alle gleich." "Und egal, ob sie angedätscht sind oder nicht, sie erfüllen ihren Zweck". "Sie schmecken lecker." "Probier mal." Sie gab ihm einen heilen und einen angedätschten schwarzen Schokokuss. "Und, schmeckt der anders?", fragte sie ihn. "Er war genauso lecker", grinste der Junge. "Und wie ist das bei den Menschen?", wollte er wissen. "Na, ganz einfach, uns gibt es auch in vielen Farben, und manche von uns können vielleicht nicht gut laufen oder sehen oder sprechen. Aber worauf es wirklich ankommt, ist das, was unter der Hülle steckt, egal welche Farbe sie hat und ob irgendetwas angedätscht ist oder nicht. Was dann bleibt, ist das, was uns wirklich ausmacht. Und wenn du so willst, sind wir doch alle gleich, nämlich Menschen!" Als ich dann endlich an der Kasse meinen Einkauf bezahlt hatte, kam die Mutter des Mädchens auf die beiden zu und hielt ihnen eine offene

Schachtel mit Schaumküssen entgegen. "Danke", sagte die Mutter des Mädchens. "Ich habe gehört was sie ihrem Sohn sagten." Alle vier lachten sich gegenseitig zu und aßen in stiller Eintracht die Schokoküsse genüsslich auf... Wenn es solche Menschen doch nur mehr gäbe würde. Menschen, die ihren Kindern Liebe, Respekt, Zeit und Nähe geben und nicht Hass und Dummheit...

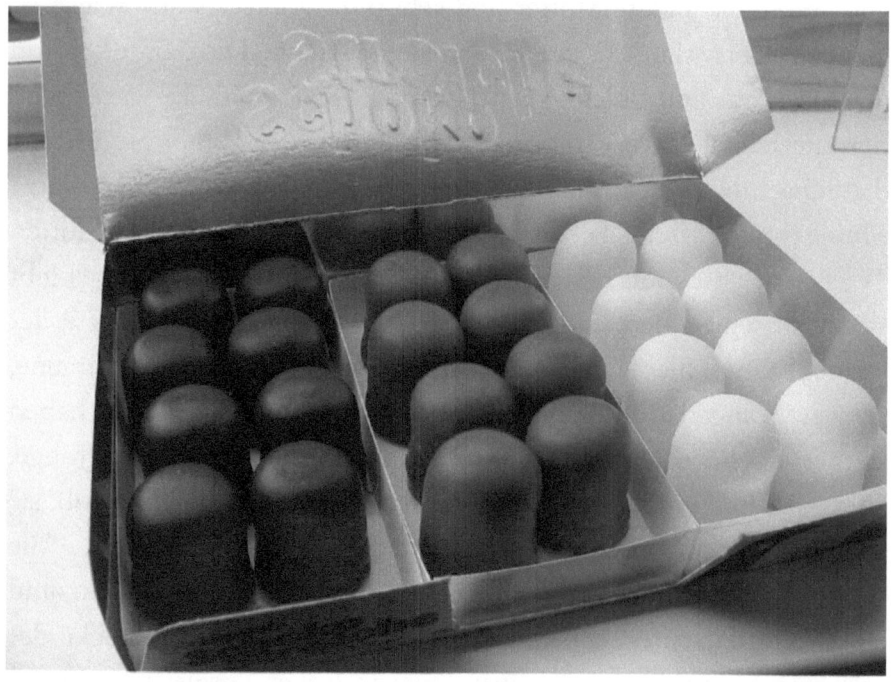

(Quelle: https://www.facebook.com/photo.php?fbid=
2513550972009794&set=a.1072944719403767&type=3&theater)

Interview mit Manfred Spitzer

Herr Spitzer, Sie sprechen von Einsamkeit als der unerkannten Krankheit, die schmerzhaft, ansteckend und tödlich sei. Dramatisieren Sie nicht ein wenig?

Manfred Spitzer: Glauben Sie mir, auch ich wurde von den publizierten Daten immer wieder überrascht. Lange Jahre herrschte die Auffassung, Einsamkeit sei lediglich ein Symptom von manchen körperlichen und psychischen Krankheiten. Nun wissen wir, dass sie ursächlich an der Entstehung von häufigen Krankheiten beteiligt sein kann, die zum Tode führen können.

Nur weil es uns an Gesellschaft mangelt, sollen wir krank werden?

Manfred Spitzer: Große Studien aus den Jahren 2010 und 2015 zeigen, dass chronische Einsamkeit ein größeres Sterberisiko mit sich bringt als 15 Zigaretten am Tag, Fettleibigkeit oder Bluthochdruck.

Was ist Einsamkeit aus wissenschaftlicher Sicht?

Manfred Spitzer: Ein Warnsignal. Genau wie physischer Schmerz uns alarmiert, wenn unserem Körper Schaden droht, signalisiert uns Einsamkeit, dass unsere soziale Integrität bedroht ist. Es handelt sich um ein subjektiv erlebtes Gefühl und ist nicht das Gleiche wie Alleinsein, das heißt: tatsächliche soziale Isolation. Jemand kann sich sehr einsam fühlen und zugleich ganz oft „in der Menge baden"; ein anderer lebt sehr zurückgezogen und allein, fühlt sich jedoch nicht einsam.

Weshalb empfinden wir das Gefühl als so unangenehm?

Manfred Spitzer: Interessanterweise werden körperlicher Schmerz und Einsamkeit in ein und derselben Region des Gehirns verarbeitet. Einsamkeit tut also wirklich weh, und wenn wir vom Abschieds- oder Trennungsschmerz sprechen, dann ist das ganz wörtlich zu nehmen. Daher hilft auch die Erinnerung an die eigene Familie gegen Schmerzen, und umgekehrt helfen Schmerzmittel auch nachweislich gegen Einsamkeit. Damit löst sich auch das Rätsel, weshalb extrem vereinsamte Menschen häufig von Schmerzmitteln abhängig sind. Sie mindern auch seelische Qualen. Empfohlen werden kann dies jedoch keinesfalls, weil Schmerzmittel viele Nebenwirkungen haben können.

Warum ist unser Gehirn so eigenartig gebaut, dass Schmerzen und Einsamkeit in derselben Region verarbeitet werden?

Manfred Spitzer: Im Verlauf unserer Evolution wurden wir zu Gemeinschaftswesen. Wir brauchen die Gruppe, um nicht zu erfrieren, zu verhungern oder Gefahren schutzlos ausgesetzt zu sein. Entfernen wir uns von den anderen, fungiert Einsamkeit wie ein Schutzmechanismus, der uns dazu bringt, wieder Kontakt zu suchen – ganz ähnlich wie Schmerzen uns zur Schonhaltung veranlassen. Eine intakte Gruppe ist für uns Menschen ebenso überlebenswichtig, wie ein intakter Körper. Und deswegen wurde auch das gleiche Stückchen Gehirn für beides zuständig. Das mag für unsere Vorfahren in der Jungsteinzeit gegolten haben. Heute brauchen wir nur Geld, wenn wir in unserem warmen Zuhause eine Pizza bestellen wollen. Uns steuern aber immer noch dieselben Hirnstrukturen.

Warum macht Einsamkeit krank?

Manfred Spitzer: Das Gefühl, verlassen zu sein und keinerlei Hilfe zu bekommen, verursacht eine existenzielle Stressbelastung. Auch wenn objektiv keinerlei Gefahr droht, schaltet unser Gehirn in den Notfallmodus. Dabei schüttet der Körper Stresshormone wie Adrenalin und Cortisol aus. Die steigern den Blutzucker und regeln alles herunter, was im Notfall nicht gebraucht wird: Wachstum, Verdauung und Immunabwehr werden gedrosselt. Im Notfall ist dies sinnvoll.

Welche Krankheiten entstehen?

Manfred Spitzer: Bei chronischem Stress kommt es zu Bluthochdruck und Zuckerkrankheit, also zu Risikofaktoren für Herz-Kreislauf-Erkrankungen. Eine dauernd verminderte Immunabwehr führt zu Infekten und zu einer höheren Wahrscheinlichkeit von Krebs. Wir sprechen hier von den häufigsten Krankheiten überhaupt. Und chronische Einsamkeit macht sie alle wahrscheinlicher!

Wie aber kann Einsamkeit ansteckend sein?

Manfred Spitzer: Zunächst einmal landet ein ansteckender Patient auf der Isolierstation, um niemanden mehr anstecken zu können. Weil aber Einsamkeit nicht dasselbe ist wie soziale Isolation, sondern eben ein Gefühl, das auch dann bestehen kann, wenn man sich in Gemeinschaft befindet, kann Einsamkeit – wie andere Gefühle auch – andere anstecken. Dies wurde im Jahr 2009 erstmals anhand von Daten aus einer großen US-amerikanischen Studie bewiesen.

Sie glauben, dass die Problematik noch zunehmen wird?

Manfred Spitzer: Ja, denn es gibt drei große globale Trends, die dafürsprechen. Wir leben erstens immer öfter allein. Die Zahl der Single-Haushalte hat in den letzten 15 Jahren in Deutschland um knapp drei Millionen zugenommen. Zweitens lebt ein zunehmender

Anteil der Bevölkerung in Städten. Waren das weltweit im Jahr 1900 noch 13 Prozent der Bevölkerung, so sind dies heute mehr als 50 Prozent. In Städten begegnet man viel häufiger fremden Menschen, weswegen dort das Gefühl der Einsamkeit größer ist, als auf dem Land, wo es zwar weniger Menschen, aber mehr Kontakte zu bekannten Menschen gibt. Und auf die kommt es an!

Welche Rolle spielen die digitalen Medien?

Manfred Spitzer: Auch die Medien tragen zu Einsamkeit bei. „Medium" bedeutet sinngemäß „das Vermittelnde", ist also das genaue Gegenteil von Unmittelbarkeit! Wer viel Zeit mit Medien verbringt, statt Menschen real zu treffen, sollte wissen, dass dadurch seine Lebenszufriedenheit abnimmt und das Risiko einer Depression steigt. Ein Gespräch von Angesicht zu Angesicht ist nun mal unersetzlich.

Die britische Regierung hat eigens eine Ministerin für Einsamkeit bestellt. Eine gute Idee?

Manfred Spitzer: In unsere Gefühle sollte sich der Staat nicht einmischen. Aber eine staatliche Stelle könnte anstatt Kindergärten und Altersheimen Mehrgenerationenhäuser fördern und damit dafür sorgen, dass die Trennung zwischen Alt und Jung, die beiden nicht guttut, nicht permanent in Beton gegossen wird. Den Megatrend zur Individualisierung und zu den Medien kann nur jeder für sich allein umkehren. Halten Sie mich für naiv, aber ich hoffe, das Wissen um das Gefahrenpotenzial der Einsamkeit rüttelt auf. Daher habe ich das Buch geschrieben.

Quelle: https://www.focus.de/gesundheit/ratgeber/psychologie/gesundepsyche/wissen-einsamkeit-ist-das-neue-rauchen_id_8837855.html

SCHLUSSWORT

Am Schluss soll lediglich noch gesagt werden, dass Sie es wert sind, glücklich zu sein. Vergessen Sie von Zeit zu Zeit den alltäglichen Stress, die Probleme zwischen Ihnen und Dritten. Viel wichtiger ist es, dass Sie sich Platz in Ihrem Kalender schaffen, um für Ihr eigenes Wohl zu sorgen, denn der häufigste Grund von Einsamkeit ist die aktuelle Lebenssituation sowie mangelnde Selbstliebe. Holen Sie sich einen Ratgeber, um Selbstliebe zu erlernen! Bewältigen Sie Ihre Trauer und nehmen Sie wieder mit Freude am Leben teil. Mit den folgenden Tipps können Sie eine bestehende Einsamkeit bekämpfen:

- Gehen Sie ruhig mal aus sich heraus und sprechen Sie fremde Menschen an, die Ihnen sympathisch erscheinen. Vielleicht entwickelt sich ja eine tiefe Freundschaft.

- Nehmen Sie sich Zeit für Ihr Hobby oder engagieren Sie sich sozial. Das gibt Ihnen das Gefühl gebraucht zu werden.

- Hören Sie auf sich selbst und finden Sie heraus, weshalb Sie sich einsam fühlen!

- Sprechen Sie mit Ihrer Familie oder mit Freunden über Ihre Gefühlslage! Sich einsam und verletzlich zu fühlen ist kein Grund, sich zu schämen. Vielmehr zeugt es von Stärke, wenn Sie es sich selbst eingestehen.

- Ernähren Sie sich bewusst und treiben Sie regelmäßigen Sport! Ein gesunder Körper ist der erste Schritt, um sich gut zu fühlen. Einsamkeit beruht häufig darauf, dass Sie mit sich selbst nicht im Reinen sind und das dann auf Dritte übertragen.

- Meditieren Sie regelmäßig oder erlernen Sie Techniken zur Selbsthypnose! So können Sie sich eine Auszeit für sich selbst nehmen.

- Raffen Sie sich auf und gehen Sie aus! Wer kennt nicht den alten Schweinehund, der uns am Freitagabend sagt, dass man keinen Fuß mehr von der Couch nehmen sollte? Kämpfen Sie gegen dieses Phänomen an. Regelmäßiges Ausgehen kann am Anfang zwar etwas anstrengend sein, mit der Zeit gewöhnen Sie sich allerdings daran. Bedenken Sie, dass nur wer aus den eigenen vier Wänden herausgeht, Kontakte knüpfen kann.

Sollten alle Sofortmaßnahmen nichts nützen und fühlen Sie sich nach wie vor einsam, dann finden Sie Hilfe in speziellen Angeboten. In Selbsthilfegruppen sowohl im wahren Leben, als auch in der digitalen Welt können Sie sich mit anderen Menschen über die eigenen Emotionen austauschen und sehen, dass Sie nicht alleine sind. Zudem stehen Ihnen in jeder Stadt entsprechende Psychotherapeuten, Psychologen und Psychiater zur Verfügung, die Ihnen bei einer schweren Einsamkeit unter die Arme greifen. Ihr Hausarzt oder auch Ihre Krankenkasse können Ihnen sicherlich einen guten Ansprechpartner in Ihrer Region empfehlen. Nun sind Sie am Ende dieses Buches angekommen und haben einen umfangreichen Einblick in die Thematik „Einsamkeit" bekommen. Ich hoffe, Ihnen hat der Inhalt gefallen und Sie konnten einige Infos und nützliche Tipps für sich mitnehmen. Als kleines Dankeschön erhalten Sie von uns eine Vorlage für eine Checkliste zum Thema Einsamkeit. Besuchen Sie dazu bitte die Seite www.Die-Persönlichkeitsexperten.net und folgen Sie den Anweisungen.

Ich beende dieses Buch nun abschließend mit folgenden Worten, die einst eine sehr weise Person namens Oscar Wilde von sich gegeben hat:

> *„Am Ende wird alles gut werden, und wenn es noch nicht*
> *gut ist, dann ist es noch nicht am Ende."*

Oscar Wilde, irischer Schriftsteller, 1854–1900

Fachbegriffe im Überblick

Alleinsein

Unter dem Begriff des Alleinseins versteht man die physische Abwesenheit von der Gemeinschaft. Schwierig wird es, wenn das Alleinsein in Einsamkeit mündet.

Depression

Eine Depression ist eine psychische Erkrankung, die sich in Traurigkeit, Abgeschlagenheit, Interessenlosigkeit, Schuldgefühlen, Schlafstörungen, Appetitlosigkeit und vielem mehr äußert. Sie kann in verschiedene Stufen auftreten und bedarf im Regelfall einer medikamentösen sowie therapeutischen Behandlung.

Digitalisierung

Die Digitalisierung bezeichnet die Umstellung von analogen Informationsmedien hin zu digitalen wie Computer, Smartphones, etc. Dabei wird besonders Wert auf das Medium Internet gelegt. Digitalisierung findet sowohl im privaten als auch geschäftlichen Bereich statt. Es ist eine Grundvoraussetzung für die Globalisierung, d.h. für die weltweite Vernetzung.

Egoismus

Egoismus ist das Handeln im eigenen Interesse. Dabei legt die egoistische Person keinen Wert auf die Gefühle anderer oder den Schaden, den er verursacht. Die Erreichung der eigenen Ziele steht beim Egoismus im Vordergrund.

Einsamkeit

Einsamkeit bezeichnet die negative Empfindung, von anderen Menschen getrennt zu sein, wobei dieses subjektive Gefühl nicht zwangsläufig mit physischem Alleinsein und tatsächlicher sozialer Isolation zusammenhängen muss. Unter der Einsamkeit versteht man einen psychisch-emotionalen Zustand einer Person, die sich alleingelassen beziehungsweise von niemanden verstanden fühlt. Dieses Gefühl kann sowohl beim Alleinsein entstehen, als auch innerhalb eines funktionierenden Sozialgefüges. Oft steht das Empfinden von Einsamkeit in keinem Zusammenhang zum tatsächlichen (physischen) Zustand.

Empathie

Empathie ist das Vermögen sich in andere Personen, deren Gefühlswelt und Gedanken hineinversetzen zu können. Sie ist maßgeblich für ein funktionierendes Sozialgefüge verantwortlich. Empathie kann erlernt werden.

Exzentriker

Als Exzentriker werden Personen bezeichnet, die sich außerhalb der Norm befinden. Dies kann sowohl optisch durch auffällige, ungewöhnliche Kleidung, Make-Up, etc. ausgedrückt werden, als auch durch den Charakter. Exzentriker werden häufig auch als Spinner, Sonderlinge oder Genies bezeichnet.

Hypersomnie

Hypersomnie oder auch Schlafsucht bezeichnet ein krankhaftes Verlangen nach Schlafen. Vor allem am Tage - also während der eigentlichen Wachzeit - fühlen sich an Hypersomnie leidende Personen abgeschlagen, müde und wenig produktiv.

Insomnie

Insomnie ist im Allgemeinen eine Störung des natürlichen Schlaf-Wach-Rhythmus einer Person. Dabei fällt es an Insomnie leidenden Menschen besonders schwer ein- oder auch durchzuschlafen.

Folgebelastungen sind meist Herz-Kreislauf-Probleme, Müdigkeit am Tag, gesteigerter Hunger, Reizbarkeit und Konzentrationsschwächen.

Integration

Das Ziel von Integration ist das Eingliedern von Minderheiten oder einzelnen Personen in eine bestehende Gruppe. Dabei können Unterschiede in Bezug auf die Herkunft, das Aussehen, den gesundheitlichen Zustand oder auch der Kultur sowie Religion sein. Integration finden in allen Lebensbereichen statt und ist einer der Grundpfeiler für Globalisierung.

Moral

Die Moral bezeichnet ein Handlungsmuster bestimmter Individuen oder Gruppen, das als gut befunden wird. Durch gleiche Handlungsmuster wird eine Gruppe von Menschen zusammengeschweißt. Die einzelnen Mitglieder können sich mit dem jeweils anderen identifizieren.

Normen

Unter dem Begriff „Normen" werden Verhaltensweisen verstanden, die in einer bestimmten Situation von einem Menschen erwartet werden. Normen hängen stark von der Herkunft der Person, dessen Kultur, Religion, Geschlecht sowie Alter ab. Es wird dabei unterschieden zwischen Kann-, Soll- und Muss-Normen.

Pavor nocturnus

Der Pavor nocturnus betrifft vor allem Kinder. Es handelt ist hierbei um den sogenannten Nachtschreck, bei dem die betroffene Person während des Schlafs schreit, weint, jammert oder um sich schlägt. Aus schlafwissenschaftlicher Sicht befindet sich das Kind während eines Pavor nocturnus zwischen einer Tiefschlaf- und Wachphase.

Prävention

Prävention ist die Vorsorge körperlicher sowie psychischer Erkrankungen. Verschiedene Maßnahmen können hierfür in Frage kommen, wie zum Beispiel Sport, gesunde Ernährung, ein funktionierendes Sozialgefüge, etc.

Quality Time

Die Quality Time bezeichnet einen Zeitraum, in dem Sie aktiv und mit vollem Bewusstsein etwas für sich und Ihre Familie tun. Sie verbringen Zeit mit Ihren Liebsten ohne dabei abgelenkt zu werden. Die bewusste Wahrnehmung steht dabei im Vordergrund.

Selbstbewusstsein

Unter Selbstbewusstsein versteht man das Bewusstsein eines Menschen über die eigenen Fähigkeiten und das eigene Können. Selbstbewusste Menschen treten sehr sicher und überzeugend auf, können Niederlagen gut wegstecken und sind im Allgemeinen sowohl im privaten als auch beruflichen Bereich erfolgreicher als Menschen mit wenig/keinem Selbstbewusstsein.

Selbsthass

Selbsthass ist ein Gefühl, dass die eigene Person nicht genug ist. Menschen mit Selbsthass finden keinen Gefallen am eigenen Charakter.

Selbstliebe

Die Selbstliebe ist das Anerkennen der eigenen Persönlichkeit mit allen Stärken und Schwächen. Personen mit Selbstliebe kümmern sich um sich selbst und verfügen somit über ein gutes Selbstbewusstsein.

Selbstverwirklichung

Die Entfaltung der eigenen Persönlichkeit, das Streben zum Erreichen der eigenen Ziele und die Wohltat etwas für sich selbst zu tun wird als Selbstverwirklichung bezeichnet. Dabei steht die Förderung und Entwicklung der eigenen Fähigkeiten im Vordergrund.

Selbstwertgefühl

Selbstwertgefühl ist ein Gefühl des eigenen Wertes und der eigenen Bedeutung. Menschen mit einem guten Selbstwertgefühl vertrauen auf die eigenen Fähigkeiten und die eigene Wahrnehmung. Zudem sind diese Personen durch ihr sicheres Auftreten meist sehr beliebt bei den Mitmenschen.

Soziale Isolation

Mit dem Begriff der sozialen Isolation wird eine Lebenssituation von Menschen bezeichnet, die wenig bis gar keinen Kontakt mit anderen Menschen haben. Soziale Isolation mündet schnell in Depressionen, Einsamkeit und anderen psychischen Belastungen.

Sozialverhalten

Das Sozialverhalten bezeichnet das Auftreten, die Kommunikation und die Taten einer Person gegenüber seinen Mitmenschen. Personen mit gutem Sozialverhalten können sich in Andere hineinversetzen, wissen wie sie mit wem umgehen müssen und haben in der Regel einen großen Freundes- und Bekanntenkreis.

Sucht

Eine Sucht ist eine kranke Abhängigkeit von einem Genuss- oder Rauschmittel, kann aber auch ein bestimmtes, krankhaftes Verhaltensmuster sein. Die betroffenen Personen sind meist nicht mehr in der Lage den Konsum zu steuern. Folgen sind neben körperlichen Beschwerden, auch psychische Belastungen sowie soziale Ausgrenzung. Eine Sucht kann im Regelfall nur mithilfe einer professionellen ambulanten oder stationären Therapie bewältigt werden.

Trauerbewältigung

Während der Trauerbewältigung verarbeiten Menschen den Verlust einer geliebten Person oder eines geliebten Tiers. Dieser Prozess findet in verschiedenen Phasen und unterschiedlicher Intensität statt Kriterien sind die Intensität der Gefühle für das verlorene Wesen, das Alter des Trauernden, das Sozialleben, der Charakter, die psychische Verfassung und das Bewusstsein für die eigenen Emotionen.

Werte

Werte beziehungsweise Wertvorstellungen sind spezifische Wesensmerkmale eines Individuums, die als erstrebenswert, gut und ethisch korrekt gelten. Im Laufe der Zeit können sich Werte wandeln.

EMPFEHLUNGEN

Sie wollen sich etwas Neues aneignen, neues ausprobieren oder einfach ein neues Kapitel in Ihrem Leben aufschlagen, um Ihre Einsamkeit zu beenden? Dann könnte Sie eventuell das folgende Buch interessieren. Sie lernen in diesem Buch, wie Sie besser und effektiver lernen, sowie Ihr Wissen im Bereich Lernmethoden erweitern.

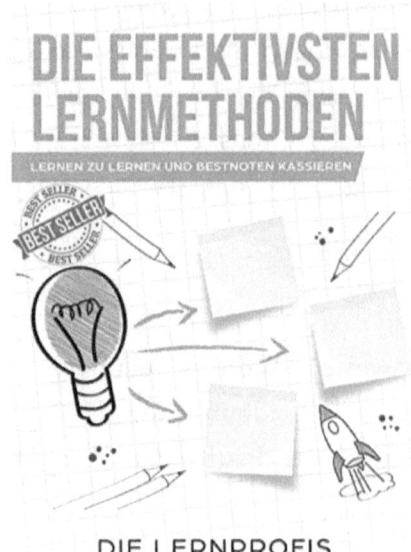

https://www.amazon.de/dp/B07N58639S

HAFTUNGSAUSSCHLUSS

IMPRESSUM

Dennis Walter
Malterstraße 19
56070 Koblenz
dw312@web.de
1. Auflage 2019